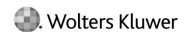

Navigating the ICU: A Guide for Patients and Families

# 走进重症监护室

## 写给患者及家属的指南

**著◎** ［美］亚历克斯·戈特奇（Alex Gottsch）

**主　审◎** 马　昕　阎小娴　赵　静

**主　译◎** 邹　海　朱华栋　李　欣　陈臻瑶

**副主译◎** 杨向红　朱　彪　郑毅隽　樊毫军　贺西淦

**译　者** （以姓氏笔画为序）

邢　茜　复旦大学附属肿瘤医院

朱　彪　复旦大学附属肿瘤医院

朱华栋　北京协和医院

刘　静　复旦大学附属肿瘤医院

孙　放　上海中医药大学附属曙光医院

孙　洪　复旦大学附属肿瘤医院

牟晓洲　浙江省人民医院

苏奕亮　上海交通大学医学院附属同仁医院

杜　琼　复旦大学附属肿瘤医院

李　欣　广东省人民医院

杨向红　浙江省人民医院

邹　海　复旦大学附属肿瘤医院

宋宏伟　上海市中医医院

张　勇　复旦大学附属中山医院

张忠伟　复旦大学附属肿瘤医院

陈　昕　南京医科大学第二附属医院

陈臻瑶　复旦大学附属肿瘤医院

林凯临　复旦大学附属肿瘤医院

郑毅隽　复旦大学附属肿瘤医院

贺西淦　复旦大学附属肿瘤医院

廖祥伟　上海交通大学医学院附属第六人民医院

樊毫军　天津大学应急医学研究院

**秘　书◎** 陈　昕　南京医科大学附属第二医院

华中科技大学出版社

http://press.hust.edu.cn

中国·武汉

U0363007

湖北省版权局著作权合同登记 图字：17-2023-169 号

**图书在版编目(CIP)数据**

走进重症监护室：写给患者及家属的指南／（美）亚历克斯·戈特奇著；邹海等主译. —武汉：华中科技大学出版社，2023.12
 ISBN 978-7-5772-0288-4

Ⅰ．①走… Ⅱ．①亚… ②邹… Ⅲ．①险症-护理-指南 Ⅳ．①R459.7-62

中国国家版本馆 CIP 数据核字(2023)第 239643 号

**走进重症监护室：写给患者及家属的指南**     [美]亚历克斯·戈特奇 著
Zoujin Zhongzheng Jianhushi：
Xiegei Huanzhe ji Jiashu de Zhinan     邹 海 朱华栋 李 欣 陈臻瑶 主译

策划编辑：蔡秀芳
责任编辑：曾奇峰
封面设计：廖亚萍
责任校对：刘 竣
责任监印：周治超
出版发行：华中科技大学出版社（中国·武汉）    电话：(027)81321913
     武汉市东湖新技术开发区华工科技园     邮编：430223
录 排：华中科技大学惠友文印中心
印 刷：湖北恒泰印务有限公司
开 本：787mm×1092mm  1/16
印 张：9
字 数：221千字
版 次：2023 年 12 月第 1 版第 1 次印刷
定 价：78.00 元

# 序一

与本书主译邹海医生结缘是在新型冠状病毒肆虐华夏的 2020 年春天。

一方有难，八方支援。在那个特殊的春节里，华山医院紧急组织医疗队星夜兼程奔赴武汉。我被委任为医疗队的总指挥，而邹海医生就是队伍里重症医学组的骨干力量之一。看着他和他的战友们没日没夜地穿着防护服奋斗在重症隔离病房，无论是作为同事还是长辈，我对他们都充满敬佩但又无比担心。在那段战斗岁月中，我不仅与邹海医生建立了深厚的友谊，对于重症医学更增添了一份尊重。

重症医学是一门年轻的学科，同时也是一门发展迅速的学科。此次抗疫，是对我国重症专业队伍整体救治能力的集中检阅，也突显了我国重症医学体系建设的重要性及其未来在全民健康事业中的地位和意义。作为医学科学中守护生命的最后一道关卡，重症医学本就是一个极具专业性和专科独立性的医学亚分支。在日常的医疗服务中，无论是患者还是家属，对于重症监护室，都十分畏惧又普遍缺乏认知，我们的重症医生并不想要这种"神秘感"。我接触的邹海医生以及其他的重症监护室医护人员，不仅专业严谨，而且非常平易近人。如今，我国的医疗卫生事业进入了新的历史阶段，我们每一个人都是自己健康的第一责任人。加强重症监护室建设不止需要我们医护人员，也需要每一位百姓"参与其中"。希望大家能真正认识和了解重症监护室的基础知识和运行状态。在国家提出大力振兴医学科普事业的背景下，重症医学同样应该积极地与其他专科一样，让重症医生来说好重症监护室的科普故事，传播科学的重症监护室知识。

本书的著者汇集了各大医学殿堂的急诊及重症监护室精英们的智慧结晶。本书的编译团队本着用充满亲和力的语言讲清楚每个重症监护室专业话题的原则，希望能让每一位读者不再对重症监护室感到恐惧，学会与重症监护室的医护人员高效沟通，积极配合，让每一条生命、每一位患者的安全都能得到最大的保障。

上海市第六人民医院党委书记

# 序二

    重症医学是现代医学的核心部分之一，是一个医疗中心综合实力的重要体现。针对重症医学的指南、教材等层出不穷，为临床从业者提供了理论和循证医学指导。然而，患者本人作为医疗行为最重要的主体，虽然知道重症监护室是处理危重病患的场所，但和他们的家属，对于重症监护室的基本情况，在重症监护室中可能会发生什么，是非常迷茫的。目前亟须用通俗易懂的语言向患者、家属以及那些虽然没有亲人在重症监护室进行治疗但想要了解其运行模式的众多百姓普及重症监护室的基础知识。但是遗憾的是，鲜有面向患者本人及家属的指导性书籍面世。

    本书作者以一个经验丰富的重症监护室护士的身份，从患者和家属的需求出发，向大家介绍了重症监护室的基本人员构成、每天的工作安排，以及各种基础知识，并在此基础上，进一步介绍了重症监护室的基本操作和特殊操作及其用途和注意事项。实验室检查指标是患者和家属需要得到医生解读的重要指标，本书同时也向大家介绍了怎么初步解读实验室检查指标，有助于在咨询医生之前大概得知患者基本情况，知晓如何有重点地向医生询问病情、了解预后。另外，大家关心的各种常见并发症及其预防和治疗的基本原则、授权委托书等文书工作、康复治疗以及不可避免的抢救、死亡等内容和话题，本书也一一进行了解读。作为一本面向患者及家属的图书，本书无疑是意义深远的，更是非常成功的。

    本书主译精挑细选了 *Navigating the ICU：A Guide for Patients and Families*（《走进重症监护室：写给患者及家属的指南》）一书，动员和召集了我国重症医学领域的知名专家学者和一些中青年优秀医生共同参与翻译本书。本书用通俗易懂的语言向患者及家属一一介绍了他们想要且需要知道和应该关心的注意事项，让患者和家属不再畏惧重症，而是与重症监护室医护人员拧成一股绳共同治疗疾病，是一本促进医患沟通、图文并茂的工具书！

北京协和医院急诊科主任

国家急诊医学专业医疗质量控制中心主任

中华医学会急诊医学分会副主任委员

# 序三

在现代医学中，重症监护室（ICU）是医院的至高阵地。无论是面对危重患者的抢救，还是接下来重症阶段的管理治疗，ICU 的每一个人、每一件事都发挥着举足轻重的作用。然而，对于患者及家属来说，他们的世界与 ICU 里边的世界却像是隔了一片银河那么远。

作为一名重症医学的老骥，我深知 ICU 对患者及家属的重要性，以及他们面对这个环境时有多么不安和困惑。他们想要知道"围墙"里究竟发生了什么，由 Alex Gottsch 所著的《走进重症监护室：写给患者及家属的指南》就适逢其时地进入了我们的视野。

本书将从 ICU 的定义和功能开始，详细解释为什么 ICU 对危重患者至关重要，以及 ICU 在医学体系中的角色和价值。读者可通过此书对 ICU 的工作原理和治疗目标有一个更加清晰的认识，进而明白医护人员如何通过专业知识和技能提供全方位的护理和治疗。

本书向读者展示了 ICU 中常见的设备和监测技术，如呼吸机、心电图及血压监测等。本书简明扼要地向读者阐述了这些设备和技术的原理，让他们了解到这些仪器如何帮助医护人员对患者进行监测和治疗。不但如此，本书还通过实际案例和插图让读者能更好地理解和参与患者的治疗过程。另外，本书还详细介绍了 ICU 中常见问题的治疗、患者及家属遇到的常见问题及提示，对医护人员的角色、工作内容进行了解读，帮助患者和家属与 ICU 团队更高效地沟通，拉近医患之间的距离，统一医患的出发点，让患者及家属理解 ICU 团队的运转原理及协作模式。

为了更好地保持和传递原著的精神，我们组织了长期在临床一线从事具体临床工作的精英组成翻译团队，力求请最专业的人说最易懂的话，成稿后经由译者进行交叉审核，再经副主译、主译全面审校，最终交主审整体审核。

我们本着"信达雅"的宗旨反复推敲译词，争取用最合适的语言传递原著作者最原始的想法，但由于医学知识的更新，以及不同文化之间的差异，本书的翻译难免存在纰漏，期待读者发现与反馈，所有人共同的努力将让本书日臻完美。

感谢参与本书出版，默默付出的所有人！

广东省人民医院急诊医学教授

## 对生命的一种善举

走近生死一线的重症监护室,每天不知有多少故事在真实地演绎着、发生着。

近年来,聚焦重症监护室的作品不少,品种也很多,有纪录片,有书籍,还有不少纪实类的新闻报道。

即便如此,重症监护室,对于绝大多数人来说,依旧是一个神秘而可怕的存在。在生死一线的瞬间、生死攸关的时刻,在那个令人敬畏的空间里面,究竟发生着怎样的事情呢?我想这是每个人都会关心、都想知道的,因为谁又能永远不衰老、不生病、不面临死亡呢?

但本书是不同的,是有点特别的。特别在于,与之前的纪实作品、文艺作品完全不同,它不仅仅只是一份记录、一种纪实、一个个令人唏嘘的故事,它实实在在的是一本实用型的、侧重科普类的、满足大众需求的书。更简单一点说,这就是一本有用的书,一本对患者及家属能起到引导作用的书。我想,这就是本书的作用所在,这也是本书独树一帜之处。

危难甚至在极限之时,人应该如何自处?家属又该如何去与医护有效沟通,而不只是一味被动地等待或喋喋不休、毫无重点地叙述病情?……

从某种程度来讲,这是一本更深一层的具有实操性的书,既聚焦热点,向你简单直白地讲清楚你想知道但却并不一定了解的ICU各类信息,但除了解疑释惑之外,更重要的,它还起到了一定的服务引导甚至指导的作用,帮助那些手足无措的患者及家属,在最危难、最无助的时刻彻底沉静下来,清晰知道自己该做什么以及怎么去做。

这正是科普的意义所在,这也是每个人都需要的科普内容。全书充满了人文的温度与关怀。这里,我要向参与翻译的朱华栋教授、李欣主任、樊毫军教授、邹海博士等医界学者致以崇高的敬意!这一类的科普应民之需、国之要,可惠及我们千家万户的百姓,应该多多益善。

如果通过这本书,人们可以更多地了解医院里的重症监护室,更多的患者及家属不再感到重症监护室只有冰冷、可怕,并能顺畅有效积极地与ICU医护人员沟通,这也算是一种有意义、高质量的科普了。

我想说,《走进重症监护室:写给患者及家属的指南》这本科普书,是对生命的一份呵护、一种善待和一个善举。有时,科普的作用,丝毫不亚于科创。

新民晚报高级记者、副总编辑

# 原书序

重症监护室(ICU)提供高度专业化和挽救生命的治疗。进入重症监护室往往是突然的,并且对患者、家属和医护人员来说,抢救的危险性令人望而生畏。新型冠状病毒肺炎的大流行,导致出现数以万计的重症患者,将陌生又复杂的重症监护室展现在公众视野下。但这些并不是新的情况;文献中对重症监护室环境的描述随处可见,并强调了与患者及家属沟通和取得他们支持的必要性。

在这本《走进重症监护室:写给患者及家属的指南》中,Alex Gottsch 以一位经验丰富的重症监护室护士的视角,对重症监护室的环境、关键人员的角色和职责以及潜在的事件进行了简洁而翔实的描述,并对重症监护室的具体程序进行了解读。本书的目的是使人们对于进入重症监护室不至于无措,并让家属感觉到他们被纳入医疗团队中。本书以清晰和简明的章节,使家属能够获得关键的信息,在这段紧张的时期,为在重症监护室里的家属提供导航。我也把这本书看作重症监护室幸存者的资源,帮助他们将混乱和令人生畏的经历的要素拼凑起来。

从医护人员的角度理解重症监护室的作用、工作、生活节奏和活动,使人拥有自主感,并且应该会使家属受到安慰。医护人员作为最值得信赖的专业人士以及在重症监护室里高技能的执业人员,每时每刻都在照顾患者,观察每一次呼吸及计算每一次心跳,以确保患者安全和得到照顾。

对于那些需要拿起这本书的家庭,我给予我的关怀并为你们祈祷。看到所爱的人在重症监护室是一个可怕和令人畏惧的经历。使用这本书可以帮助你感觉到自己更多地参与在你所爱的人的治疗中。有效的沟通非常关键,并且有时提出正确的问题对于获取你所需要的信息是非常重要的。与医护人员沟通——他们会支持你的——并且花时间了解医疗团队中不同专业人士的角色。

在这段时间里,照顾好自己也很重要。花时间吃饭、睡觉和运动,可以在这个充满挑战的时期支撑着你。寻求帮助:人们已经准备好、愿意和能够帮助你和你的家人。本书将帮助你:它将为你提供信息,让你感觉能更好地掌控这种往往令人难以承受的情况。

在这个充满挑战的时刻,我祝愿你一切顺利,并希望你和你的家人能够平安和得到安慰。

**Patricia M. Davidson**

注册护士,博士,美国护理科学院院士,院长和教授

约翰斯·霍普金斯大学护理学院

# 原书前言

新型冠状病毒肺炎(简称新冠肺炎,现更名为新型冠状病毒感染)疫情肆虐,带给人们刻骨铭心的痛苦,更坚定了我落笔写作本书的决心。

眼前,我们面临的是众多的感染者亟待救治,然而病毒疯狂蔓延,导致医院床位严重不足。医院内,警报声此起彼伏,医护人员时刻在应对紧急状况和处理患者的离世,处于身心透支的状态。疫情高峰一波接一波,让医护人员无暇喘息,只能硬撑着面对压力的不断加大。尤其是重症监护室这样的前线,本就高度紧张的环境,在疫情的冲击下更是雪上加霜。

在这样的背景下,医患沟通的问题显得尤为突出。医患沟通本就是医疗服务中的关键一环,然而在疫情的肆虐之下,这个环节也岌岌可危。

事实上,即便在疫情暴发之前,重症监护室中的医患沟通也始终是个棘手的难题。医护人员需要紧密合作,时刻准备迅速救治危重患者,工作节奏之快,让人应接不暇。而患者的家属往往感到迷茫,不知所措,不知该向谁咨询病情。医护人员全心投入治疗,患者默默忍受病痛,家属则唯恐打扰,这就导致了医患沟通的停滞。这种沟通僵局让家属感到被遗忘,患者感到孤独,医疗团队也担心自己的服务是否能满足患者及家属的需求。但我们需要明白,沟通的困难恰恰显现出了沟通的重要性。如果我们能够找到破解困局的有效途径,恰当地进行医患沟通,那么医生、患者及家属都能从中受益。

尽管无法做太多保证,但只有患者、家属与重症监护室团队能够同心协力,我们才有可能创造出最佳的医疗体验。只有这样,患者才能清楚自身的健康状况以及病情可能的走向,才能安排好家属的陪伴并得到支持。同时,重症监护室团队也能与患者及家属密切配合,共同商议并执行一个双方认同的治疗计划。在这一过程中,每个人都会感到自己能够掌握到充足的信息,得到中肯的建议,并且自己的意见也得到了充分尊重。当然,人生总会有终点。但在那最后的时刻,良好的沟通能使人们在亲人的陪伴下告别世界,并珍视那些最后的瞬间。

新冠肺炎疫情让这样的愿望变得几乎遥不可及。

新冠肺炎患者每日都深陷于隔离的孤独中。由于担心传播的风险,家属无法陪在患者身边。患者与外界的接触主要通过电话或视频通话,与穿戴全副防护装备的医护人员也只有短暂交接。

在大多数情况下,这些患者需要进行氧气治疗。由于每一次呼吸都要费尽全力,即使是微小的动作也会使患者筋疲力尽。艰难而促迫的呼吸之下,患者需要找准时机才能吞下一口食物,导致平常的进食动作变得痛苦不堪甚至无法完成。尽管保持俯卧位(腹部朝下)可能会减缓病情的发展,但在这样的姿势下,即使仅仅是呼吸也会让人疲惫不堪,吃下几口食物更是难上加难。许多新冠肺炎患者整日望着床铺,饥肠辘辘,喘息困难。在这种情况下,患者难免会陷入混乱的思绪中：我还能痊愈吗？我会不会因此失去生命？我还能再次见到我的家人吗？

尽管我们已经取得了显著的进展，但我们仍未找到治疗新冠肺炎的有效手段。重症监护室团队只能尝试使用一些效果和机制尚不明确的治疗手段。所有的可行方案中，没有一种能保证具有确切的疗效。

新型冠状病毒首先攻击的是肺部，但它同样会对身体的其他部位造成影响，尤其是肾脏、心脏和大脑。气管插管（插入管子来帮助患者呼吸）对于其他的肺部疾病是有效的抢救措施，但对于新冠肺炎，其效果则不甚明确。一些临床上令人深感困惑的问题包括：当肾脏受到感染后，即使成功保住肾脏，未来是否仍需依赖透析？心脏能否承受住免疫系统为抵抗感染而引发的猛烈反应？是否会出现任何长期的脑损伤？

新冠肺炎患者通常需要数周的时间才能康复并出院。而且，患者出院后往往还需要更长的时间去恢复肌肉和愈合身心的创伤。损毁的肺组织可能需要数年才能恢复，甚至对于不少患者而言，依赖氧气治疗或进行肺移植成了唯一的选择。

对于焦急等待在外的家属，患者每一天的好转都能带给他们莫大的慰藉。当有机会与重症监护室团队当面沟通时，家属即便在无压力的情况下，也往往难以理解医护人员对复杂医学问题的解释。

无数次，家属在深夜接到电话，医护人员尽力以最体贴的方式描述患者不断变化的生命体征、统计数据和必要的治疗步骤，请家属必须在短时间内做出涉及生死的决定。面对这种困境，迷茫无助的家属常常恳求医护人员多给一些思考的时间。这虽然是人之常情，但患者的病情却容不得拖延。当患者已经处于生死边缘时，任何犹豫都可能要付出生命的代价。

然而，每当家属同意增加医疗手段时，话语里会明显透露出恐慌、压力和恐惧的情绪。面临几乎无路可选的情况，家属不得不代替已经失去知觉的患者，抓住任何可能带来一丝希望的治疗方式。问题是，家属是否真正理解了相关风险？所做的决定是否符合患者的真实愿望？选择是否正确？

许多时候，患者和家属并没有机会妥善地道别。当救护车离开时，人们都无法预知将如何发展。等到插入呼吸管的那一刻，患者已无法回应，失去了当面永别的机会。而在进入医院后，如果只能通过视频来告别，则会使本已痛苦不堪的场景更添几分酸楚。

作为一名负责新冠肺炎患者的重症监护室护士，我深深地感受到了沟通的缺失对重症监护室运作的影响。在疫情期间，沟通的困难、表达同情心的挑战，以及提供符合患者意愿的医疗服务的复杂性都大幅增加。疫情进一步拉大了患者、家属与重症监护室团队之间的沟通鸿沟。值得注意的是，即便在医患关系和谐的情况下，这些沟通差距仍然存在。

疫情进一步突显了患者和家属充分了解重症监护室环境的重要性，无论患者所需治疗的是何种疾病。在一个凡事无法保证顺利、风险无处不在，甚至患者最稳定的病情都可能随时恶化的环境中，患者、家属和重症监护室团队之间的有效协作变得至关重要。

一个残酷的现实是，患者、家属以及重症监护室团队往往无法确定最佳的治疗方案。在这种情形下，最后的决策可能并不是对患者最有益的选择。有时候，一些强势的家属可能会强迫患者接受自己并不希望，且重症监护室团队认为并无希望的手术。我也见过家属无视患者在失去知觉前明确表达的意愿，执意维持生命支持，使得患者在卧床不起的状态下延长生命，无尽地拖延着死亡的来临。甚至有时，重症监护室团队可能会推荐患者或家属实际上并不期待的医疗服务。

无论是在疫情高峰期还是其他时候,重症监护室的沟通通常面临着巨大挑战。患者和家属往往感到自己似乎除了放弃控制权,没有其他选择,或者除了豁出一切,再无其他办法。在需要迅速做出决策的时刻,如果家属对专业术语理解有限,加上环境陌生,报警声不绝于耳,心爱的人被管道纠缠、依赖机器维生,且生命垂危,则能做的选择真的非常有限。

其实,我们仍然可以采取一种更积极的态度。家属可以选择积极地参与到治疗过程中,而不仅仅作为一个被动的旁观者。家属可选择去主动熟悉环境、了解机器、学习医学术语。一旦掌握了必要的信息和知识,家属就能够与重症监护室团队配合,为患者提供更有力的支持。不管在怎样的重症监护室环境中,只要家属掌握一定的知识和信息,都能显著改善每个人,尤其是患者的体验。

这就是本书的目标。它将逐步引导你了解重症监护室的整个流程。作为一名护士,我每天都在用简单易懂的语言详细解释患者所接受的所有治疗,以便让患者、家属与重症监护室团队保持同步。在这本书中,我介绍了一些关键概念,告诉你应该提出什么问题,以及理想的医疗照护应该是什么样。我还详细阐述了在每个重症监护室每天会进行的医疗程序、使用的设备、常规检测项目和其他相关事项。我也会解释在住院期间和出院后一些加快康复速度的重要注意事项。这本书将使你有能力做出正确的决定。通过对本书的阅读,你将能够更好地与重症监护室团队配合,确保患者得到最好的照护,从而提高患者的康复机会。

### 本书对于患者和家属的价值

重症监护室对很多人来说都是一处令人生畏的地方。让自己的亲人接受重症监护治疗是许多人都不愿意去想象的事情。难以理解的医学术语、需要迅速做出关键决策的压力、陌生人对个人空间的侵入,以及对未来生活能否恢复正常的担忧,都可能让人感到困扰和无助。患者进入重症监护室后,其情况的走向往往难以预测,而且可能出现各种各样的并发症。因此,当患者和家属首次踏入重症监护室时,通常都会感到没有准备好,感到手足无措。

这本指南正是为了那些在重症监护室接受治疗的患者和陪护的家属编写的。作为一名在重症监护室工作的护士,多年来我积累了丰富的工作经验。我曾在杜克大学医院的各个成人重症监护室以及其他多家医院工作,亲眼见证了哪些做法对患者有帮助,了解了患者及家属关心的各种问题。这本书将详细解读医护人员的角色、工作内容,以及其在患者康复过程中的重要性。书中清晰地解释了一些常见的医疗程序,它们对患者的影响,以及对患者及家属有帮助的相关细节和建议。本书覆盖了重症监护室治疗的主要内容,旨在帮助患者和家属更顺畅地与重症监护室团队沟通。通过阅读,读者将能更好地判断治疗项目是否安全、有效,以及是否符合患者的期待。总的来说,我希望这本书能使重症监护室的经历不那么可怕,帮助患者和家属感到自己是重症监护室团队的重要组成部分。这也是我们努力的目标。我会在书中特别标注出读者需要注意的内容,并提供一些有助于舒缓重症监护室紧张气氛的技巧。最后,我们要明白,重症监护室并不是那么可怕的,许多进入重症监护室的患者已经完全康复并重新回到正常的生活中。

请注意,当文中提到"家属"时,这也可以指患者希望参与治疗过程的其他辅助人员。所以,这既可以指字面意义上的家人,也可以指患者信任的其他人。另外,我有一些建议是专门针对广义的家属的。然而,这些建议对患者来说也可能非常重要。不管怎样,重症监护室团队能在任何情况下提供帮助。

### 本书的使用方法

本书不希望遗漏任何对重症监护室患者有重要价值的信息,但也可能因此产生沟通中的一个常见问题，那就是一次性提供太多信息。考虑到有些患者及家属可能需要处理其他事情，所以简短的解释也许更加实用。

这样的话，本书对于有些读者而言可能太过具体。另外，并非每个患者都会经历本书中提到的所有事情。遇到什么问题或有建议时，可从中查阅关键词。当然，读者也可以浏览目录来寻找自己可能感兴趣的内容。

尽管如此，作者认为以下几个章节或部分的内容值得每个人一读，其中涉及的内容与每个重症监护室患者密切相关。具体内容如下所示：

■ 第一章——医护人员
■ 第二章——重症监护室内的一天
■ 第三章——基础知识
■ 第四章中的知情同意
■ 第五章中的给药时间
■ 第七章中的谵妄
■ 第九章——重症监护室患者必备要领
■ 第十章——如何帮助入住重症监护室的患者
■ 第十一章——如何为改善出院后的生活质量做准备
■ 第十二章——患者出院后的恢复场所
■ 第十四章——检验治疗是否恰当的关键问题

请留意本书中提供的"医护备注"。这些备注提到了对患者及家属有所帮助的重要建议和考虑因素。此外，书后附有的词汇表可以帮助你更好地理解医学术语。网站 Navigating-TheICU.com 包含了额外的资料和本书中提到的所有资源的链接。

最重要的是，在阅读本书的同时，请尽量寻求医务人员的帮助，其中包括请医务人员回答本书未涉及的问题并提供进一步的资源。患者的康复需要整个重症监护室团队的努力，所以每个人都必须齐心协力，以给患者提供最好的康复机会。

# 原书致谢

感谢我的家人和朋友们在本书写作过程中对我的支持和帮助。
特别感谢那些帮助我改进这本书的人。再次谢谢你们。

# 目　录

# 第 一 章
# 医护人员

对重症监护室(ICU)的介绍首先从那些每天在那里工作的人开始。尽管人们熟悉医生或护士等传统角色,但许多其他的工作人员也为患者的康复做出了贡献。他们每个人都是医疗团队的重要组成部分,对提供全面的患者护理至关重要。

组成该团队的 ICU 工作人员及其角色如下所述。

## 护士

患者和家属与床边护士在一起的时间最多。护士的首要工作是照顾患者。

从提供诸如喂食和洗澡等基本的人类需求,到协调整个医院系统的护理,护士负责管理患者接受的护理。护士管理药物,监测患者健康状况好转或恶化的迹象,并确保治疗按照规定的程序顺利进行。

护士对于患者和家属来说是一个很好的资源,因为他们易于接近,并且可以通过他们联系到医疗团队所有成员。在大多数 ICU 中,护士会照顾一到两个患者,对患者进行持续监测并对患者的需求做出快速反应。由于危重患者病情变化很快,护士必须能够对任何危机做出快速反应。

另一种护士,即主管护士,负责协助所有护士。主管护士负责组织 ICU 内患者和人员的流动,如转移患者和在下一轮班中为患者分配护士。尽管主管护士是有关单位政策和工作流程的重要信息来源,但她可能不像床边护士那样熟悉患者的情况。

医护备注

■ 如果你喜欢你现在的护士,并希望他们在今后的轮班中出现,你可以向主管护士提出要求。

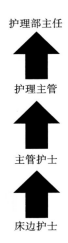

**图 1.1　护士阶梯**

此图显示了医院里护士的一般层次结构。如果床边护士不能解决
某一问题，主管护士可能更合适，其次是护理主管，等等。护理部主任
或首席护理官是护理团队中的领导护士。

# 医生

患者的护理计划通常由医生指导。许多医生一起工作，通力协作治疗患者。这个小组可以被称为 ICU 小组或主要小组。接受过在 ICU 治疗患者方面训练的医生可以被称为重症监护医生。这个团队通常由主治医师、研究员、住院医师和实习医生组成。

在治疗的任何阶段，首席决策人都是主治医师。主治医师资历最深，在 ICU 照顾患者的经验最丰富，他将指导患者的整体护理计划，并对医疗团队承担最终责任。主治医师被认为已经完成了他们在其专业领域的培训，诸如心脏病学、神经病学、麻醉学等。

在承担医生培训任务的医院（即所谓的教学医院），次高决策者是专科医生。这类医生虽然很有经验，但仍在向主治医师学习专业知识。这种培训可以持续 1～3 年。向主治医师和专科医师学习的是住院医师，他们的培训时间为 3～7 年，培训时间取决于他们的专业。与患者打交道最多的是住院医师。他们需要随时了解患者当前的生命体征。处于第一年的住院医师被称为实习医生。他们刚刚从医学院毕业，还不允许独立行医。

如果 ICU 团队对疾病所涉及的器官没有受过专业训练，如肾脏、大脑、心脏或血液感染，他们会咨询那些受过专业训练的专家。通常情况下，这些专家是在某些方面有专长的医生。他们会定期评估患者，并向 ICU 团队提出建议。有些时候，不同的专家会提出相左的建议。这个时候，会由 ICU 团队决定采取哪种方式，因为他们对患者最熟悉。

医护备注

■ 由于许多医生与患者互动，要确定谁是哪个团队的成员可能会很混乱。你可以随时询问他们是谁，他们将被分配给患者多长时间，以及他们的专业是什么。

■ 医生属于医疗服务提供者的范畴，这意味着他们负责诊断疾病、开具治疗处方，以及为患者提供服务。

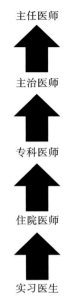

**图 1.2  医生阶梯**

此图显示了教学医院中医生的一般层次结构。如果实习医生不能解决某一问题,住院医师可能更合适,其次是专科医师。主任医师是该组织的主导医生。

# 执业护士和医生助理

执业护士和医生助理是其他类型的医疗服务人员。他们也被称为高级实践提供者。执业护士和医生助理具有医学方面的研究生培训背景。他们帮助管理患者的医疗护理并与医生紧密合作。根据他们工作的地方,他们也可以在没有主治医师指导的情况下提供护理和执行手术。

# 呼吸治疗师

呼吸治疗师与护士、医生及其他医疗保健提供者密切合作。呼吸治疗师是与呼吸有关的所有事情的专家。呼吸治疗师协助所有需要氧气的患者,从鼻插管提供少量氧气,到行全面的呼吸支持。护士知道如何操作这种设备,但呼吸治疗师是专家。呼吸治疗师也可以进行呼吸治疗,并协助进行与肺部有关的手术。

# 药剂师

药剂师是 ICU 团队的另一个重要组成部分。药剂师会仔细检查并批准所有处方的药物和剂量。他们要确保患者所用的药物达到预期效果，同时避免药物之间不必要的相互作用。此外，他们还监测血液中重要药物的浓度，以确保它们处于在安全范围内。

# 物理和职业治疗师

患者需要力量和协调训练来恢复他们的生活。每个人在 ICU 恢复期间都会失去部分肌肉力量，这会增加他们安全完成日常活动的难度，诸如洗澡、穿衣、喂食、上厕所和在环境中移动，这些活动被称为日常生活活动（ADLs）。物理治疗师帮助患者恢复在环境中移动的能力，职业治疗师帮助患者练习这些日常生活活动。在某些情况下，这些治疗师可以每天都来，并给患者布置作业。物理和职业治疗对于出院和保持健康至关重要。

# 语言病理学家

语言病理学家，或称语言治疗师，帮助那些在进食、饮水或说话方面有困难的患者。

例如，一个面部无力的脑卒中患者需要语言病理学家的帮助才能进食，而不会有窒息的危险。语言病理学家可能要查看患者是否能安全吞咽，然后才会允许患者进食或饮水。语言病理学家可以向患者推荐安全的食物类型，以及饮食和服药的技巧。此外，语言病理学家可以帮助患者提高他们的说话能力。例如，脑卒中患者可能有说话困难，语言病理学家可以帮助他们提高沟通能力。

# 社会工作者和病案管理师

社会工作者和病案管理师对于协调患者在医院的需求以及患者在离开医院时进行相关选择至关重要。他们帮助患者及家属获得可用的社会服务，如财务、残疾、康复、咨询、支持网络等。他们将评估患者的短期和长期目标并跟进以确保实现这些目标。

社会工作者和病案管理师还与保险公司合作，将患者与医院以外的组织联系起来，如长期护理、康复、家庭保健、临终关怀等。

他们还可以提供患者所需的文件，以解释患者为何旷工、提出残疾索赔等。他们在帮助患者出院后不再住院方面发挥着关键作用。

# 伦理委员会／伦理学家

有时,为患者制订的最佳计划并非所有人都同意。治疗中最好是患者、他们的家人和他们的医疗团队能保持团结一致,但这在困难时期可能很艰难。因为独立于 ICU 团队,伦理委员会通过了解复杂的情况,就重要的治疗方向提供指导非常重要。如有必要,ICU 团队应知道如何联系他们,以便他们帮助阐明具有挑战性的情况。

# 护士助理

护士助理、医疗助理和患者护理技术人员的价值是巨大的。他们有时被称为技术人员,通过协助许多事情来帮助 ICU 顺利运行,如检测血糖水平、帮助患者进食、重新安置患者、整理储物室等。他们通常很忙,因为整个 ICU 都需要他们的服务。

# 出入重症监护室的其他重要人员

■ 牧师和精神服务对许多患者来说很有价值。

他们为所有教派信徒提供精神护理,即使患者没有痛苦。他们还为家庭、无神论者和不认同宗教的人士提供支持。

■ 营养师为患者优化营养。

■ 移动技术人员是移动这一重要任务的专家。它们帮助患者移动,避免静止不动带来的许多负面后果。

# 第二章
# 重症监护室内的一天

重症监护室（ICU）在任何时候都是人员齐备的，但必须要知道，该科室有其独特的节奏。在特定的时间和日期，ICU 团队的成员会更方便回答问题和提供关注。那些了解时间表的人士可以充分利用现有资源安排时间。有些时候，家属的陪伴很重要，而有些时候家属可以专注于其他优先事项。

ICU 的活动大抵与正常生活的节奏相一致。白天往往比晚上更忙，周末和节假日的节奏可能比工作日更慢。当然，ICU 的工作人员在任何时候都做好了准备，但在工作日的白天，有最多的人员来进行手术和治疗患者。

## 重视每天的床边检查

一天中最重要的时刻发生在查房期间。这通常在早上 8 点左右开始。整个医疗团队，包括医生、药剂师、呼吸治疗师、营养师和护士，来到患者的房间，讨论患者的整个病程。医疗团队解释已经为患者做了什么、目前的问题是什么，以及治疗计划是什么。医生通常在这个时候决定是否可以将患者转出 ICU。

查房后，医疗团队会对 ICU 的所有患者进行治疗，所以决定可能会被推迟。上午的查房是每个人都专注于患者的时候。因此，这是家属与医疗团队互动的最佳时间，可以获得最新的信息，并提出最重要的问题。

医护备注

■ 查房的时间是无法预测的。由于需要处理紧急情况，查房可能会被推迟。医疗团队会详细讨论每个患者。正因为如此，最好留出整个上午的时间。随着你在 ICU 时间的增长，你会熟悉医疗团队的不同成员的日程安排以及病房的节奏。

■ 询问护士通常在什么时候进行晨间查房，并提及你目前可能有的任何问题。

■ 在查房前写下你的问题和担忧，这样你就不会忘记。很多信息都是快速呈现的,所以把所有的东西都放在你面前会有帮助。

■ 如果你的医院不进行查房,或者查房时不能回答你所有的问题,你可以要求护士让医生在一天中的某个时候向你提供最新的计划。

■ 查房时使用的指南请见附录 A。

# 一天的日程安排

尽管每家医院都不一样,但它们都遵循一个类似的时间表。早上往往很忙,查房和早餐都在 8:00 左右进行。大部分的药物是在这段时间内提供的。午餐在中午时分进行。物理治疗师、职业治疗师和语言治疗师在上午或下午来访。通常情况下,转移到其他楼层在下午进行,但也可以在任何时间进行。晚餐在下午 6:00 左右。不幸的是,由于需要被密切监视,患者往往很难一觉睡到天亮。夜间的繁忙时间是晚上 8:00、午夜和凌晨 4:00。

医护备注

■ 有些医院在白天和晚上都有安静的时间。例如,凌晨 2:00 至 4:00 和下午 2:00 至 4:00 可能用于休息。

■ 手术根据需要进行,在白天或晚上的任何时间进行。

# 医护交接班

每家医院的情况都不一样,但许多医院遵循同样的程序。主治医师往往工作整整一周,他们在任何时候都可以工作。有些医院的专科医师、住院医师、执业护士或医生助理每天工作 12～24 小时,因此他们的日程安排会有所不同。护士每周实行三班制,每班 12 小时。这些班次通常在早上 7:00 和晚上 7:00 换班。

在换班期间,上一班次的人员将向下一班次的人员交班,提供详细的患者评估。他们要描述患者的病史、目前的问题和计划,这对患者的治疗至关重要,不应该被打断。

# 第三章
## 基础知识

本章介绍了许多患者和家属在重症监护室（ICU）中经历的常见场景。

## 为什么需要重症监护室

一个常见的问题是"为什么我（或我的爱人）会在重症监护室？"。患者被送入 ICU 的原因有很多，它们都有相同的潜在因素：需要不断监测患者，并能够提供最大限度的医疗支持。通常，如果没有药物、机器或干预，这些患者将无法生存。

ICU 的患者病情严重，或有可能需要拯救生命的治疗。医护人员随时待命，且护士最多照看两名接受持续监护的患者。基本上，患者及其生命体征在任何时候都会受到监测。一些患者及家属对患者身处 ICU 却"看起来"没有生病感到困惑。通常情况下，ICU 的工作人员致力于通过医疗护理稳定患者情况。或者，由于患者可能会迅速恶化，工作人员要密切关注他们，必要时将立即采取紧急干预措施。在这些情况下，ICU 的人员和设备尽可能快地投入工作至关重要。实施快速救治是 ICU 存在的原因。

## 进入重症监护室

通常情况下，患者可以通过三种方式转入 ICU。第一种方式是通过急诊科（ED）。急诊科的医生、护士和工作人员一直在帮助患者，他们确定患者是否需要 ICU 级别的护理，而 ICU 团队则根据情况接收该患者。判断患者的病情和了解医院的可用床位，这个过程可能需要几小时。一旦 ICU 开放，患者就会被送到那里。

患者转入 ICU 的第二种方式是来自所谓的快速反应。如果其他病房的患者病情恶化，护士就会呼叫快速反应小组来检查患者。这个小组熟悉需要 ICU 级别护理的症状，诸如缺氧、低血压、呼吸过快或神志不清。如果需要 ICU 级别的护理，他们会将患者转到 ICU。

最后一个常见的转入 ICU 的途径是术后转入。对于高风险的手术，患者需要在 ICU 接受监护，以防出现并发症。通常情况下，患者、家属和医疗团队会计划让患者在 ICU 接受康复。术后,这些患者会被手术团队转入 ICU,并在 ICU 进行术后护理。

转入 ICU 时,患者和家属都很疲惫,而且需要面对 ICU 这样一个陌生的环境。这段时间充斥着焦虑和宽慰、疑问和解答、忙碌和寂静等复杂情况。通常情况下,患者会进入 ICU 里面,而家属会被要求留在外面或等待室。这是为了让 ICU 的工作人员有更多的空间来检查患者、进行操作,并安装监测设备。每个患者都可能接受一些常见感染的测试,如 MRSA(又称耐甲氧西林金黄色葡萄球菌)。转入后,根据医院的政策,家属可能被允许待在患者身边。以防万一,需问清楚医院的探视政策。从转入时起,ICU 团队将为患者制订治疗计划,并对患者进行持续监测。

医护备注

　　■ 在患者的房间里可能会有一个欢迎包,里面有指导信息。如果没有,请向护士或病房秘书索取。

　　■ 询问护士是否需要密码才能在打电话时获得患者的最新情况。这是为了保护患者的隐私。

　　■ 如果患者有任何饮食、文化或精神方面的要求,请让工作人员知道。ICU 团队希望以你想要的方式对待你。

# 患者监护

患者身上总是连接有一个监测设备,以读取患者的血压、每分钟的心跳(心率)、每分钟的呼吸(呼吸频率)和血液中氧气的百分比(血氧饱和度),这些都被称为生命体征。沿着从监护仪到患者的电线,可以看到这些数值是如何测量的。护士应尽量将电线放在不影响患者的位置。

每个生命体征都设有高低限值,如果一个生命体征超过或低于该限值,监护仪就会发出警报。警报可以挽救生命,警报声也是一种常见的烦扰。

尽管许多警报并不重要,但它们可能表明患者有危险。警报声会被尽可能地减少或沉默。ICU 团队对警报声可能造成的任何干扰,尤其是夜间时候的影响感到抱歉。

医护备注

　　■ 如果监护仪发出警报,请提醒护士。

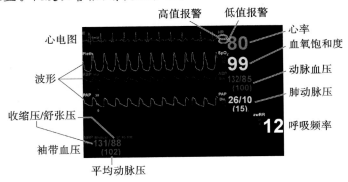

**图 3.1　监护仪**

监护仪显示患者的生命体征和其他重要信息。根据疾病的不同,显示器上显示的患者信息可能更多或更少。

# 静脉通路

每个 ICU 患者都需要静脉注射（IV）通路，简称静脉通路。它用于抽血和提供大多数药物和液体。它也被称为外周静脉注射（PIV），通过一根塑料管，插入手、前臂或肘部内侧的静脉。护士插入静脉注射管，并定期用生理盐水冲洗，以确保其正常工作。静脉通路可保持大约一周，直到必须取出时取出。用敷料完全覆盖静脉通路进入皮肤的地方，并保持清洁和干燥。

通常情况下，ICU 患者至少需要两个静脉通路。这是为了防止在紧急情况下需要建立静脉通路。有两个静脉通路是比较安全的，以防一个停止工作或需要多于一条静脉进行注射。

医护备注

■ 如果你知道哪些部位更容易或更难进行静脉注射，请在注射前告诉护士。

■ 如果将静脉通路放在你的非优势前臂上，你可能会更舒服。但是，它也可能必须在任何可以建立的地方进行。

■ 如果静脉注射部位肿胀、发红、疼痛或有液体渗出，请通知护士。

■ 即使静脉通路不能用于抽血，它在输液和用药方面仍可能正常工作。如果发生这种情况，医疗小组可能要用针头抽血进行化验。更多信息请参见实验室测试。

■ 如果很难对你进行静脉注射，可能需要与医疗小组讨论经外周置入中心静脉导管（PICC）。这些方法提供了更可靠的静脉通路，因此你可以减少静脉通路建立次数。

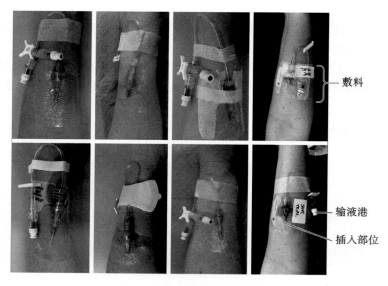

敷料

输液港

插入部位

**图 3.2　外周静脉注射示例图**

外周静脉注射示例图中显示了许多类型的外周静脉注射导管。它们通常被放置在手和二头肌之间。通常情况下，ICU 患者需要两根，并定期用生理盐水冲洗，以确保其正常工作。

# 药物输注泵

药物输注泵也被称为输液泵,其程序是在设定的时间内输送适量的药物。它的管子被连接到进入患者静脉的静脉管上。这就是药物流入血液的方式。输液泵是输液管路和警报器的另一重要设备。

医护备注

■ 千万不要按这个输液泵或任何机器上的任何按钮。

■ 有时,静脉通路会插入患者的手腕或肘部。这些可能很烦人,因为如果你把你的静脉想象成一根有水流过的软管,每次你弯曲那个地方,软管就会扭结。发生这种情况时,输液泵是敏感的并会发出警报。当听到警报声时,你可以提醒患者伸直手臂或手腕。你也可以要求护士使用另一种问题较少的静脉通路。

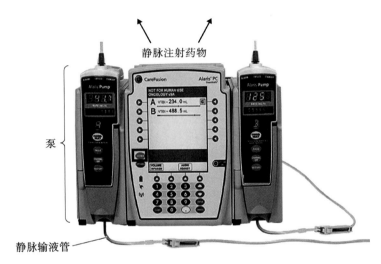

**图 3.3　输液泵**

这些泵通过静脉通路给患者用药。如果它发出警报,请让护士知道,并且不要触摸任何按钮。

# 计算机和电子病历

计算机和电子病历对所有 ICU 团队成员的工作至关重要。电子病历可以记录必须给予的药物、患者的病史、实验室检查结果以及更多信息。这很重要,因为它能使患者得到更好的护理,并有助于防止错误。然而,其缺点是,所有的信息必须每天多次被记录到电子病历中。因此,当医疗团队成员在看屏幕的时候请原谅他们。

# 需要其他语言

法律要求所有医院为患者提供笔译和口译服务。如果英语不是首选语言，请要求提供翻译人员。这将使患者、家属和医疗团队在医院的经历更加安全和简单。

# 探视患者

每家医院都有自己的探视患者的规定。一般来说，探视人数、探视时间以及探视者在床边停留的时间都有限制。此外，可能还有最低年龄限制。任何感到不适的人都不应该探视。这些规定有助于所有患者休息和恢复。请询问护士探视规定是什么，以便尽早明确。即使家属对该医院的探视规定有一定了解，但这些规定也会经常改变。ICU 团队感谢家属为保证患者的安全所做的努力。

医护备注

■ 如果你生病了，请不要去探视。这将使患者面临感染另一种疾病的危险。

■ 许多 ICU 有关于家属待在患者房间里，不要在 ICU 内走动的规定。这是为了保护所有患者的隐私，并在紧急情况下保持大厅畅通。如果你被要求退到房间，或进入等候区，请不要感到惊讶或冒犯。

■ 探视规定的例外情况根据具体情况而定。大多数例外情况仅适用于生命终止的情况。你可以让护士看看你是否可以破例。

# 预防感染

不幸的是，在 ICU 进行治疗所需的设备增加了感染的风险。管线、管道和引流管进入人体的地方是致病菌生长的地方。如果致病菌进入身体内，就可能发生感染。因为这可能会伤害到患者，所以预防感染已融入 ICU 工作人员的每一个工作步骤中。

每个 ICU 都有防止致病菌生长的规定，如无菌操作、清洁导尿管、定期更换敷料（静脉通路或引流管上的保护性覆盖物）。此外，医疗团队总是在评估患者是否有感染的迹象。当静脉通路或引流管进入身体的地方出现发红或疼痛或出现发热，或在血液中测量到更多的白细胞时，就可能怀疑是感染。

由于任何人都可以传播致病菌，每个人都在预防感染方面发挥着重要作用。为了帮助做到这一点，我们制定了一套规则，每个人必须遵守。这套规则被称为标准预防措施或通用预防措施。标准预防措施的核心是清洁双手，这是预防感染的最好方法。

每个人，包括家属和工作人员，必须使用肥皂或洗手液和水洗手，至少在下列这些情况下应做到。

■ 进入患者的房间时。

■ 离开患者的房间时。

■ 与患者接触后。

■ 处理完设备后。

此外,任何时候只要手脏了,比如捂嘴咳嗽或打喷嚏后,都应该进行手部清洁。手套通常只有工作人员佩戴。护士可以在床边提醒家属这些保护措施是有效的,是每个人必须遵守的最低要求。

当患者感染的疾病有可能传染给工作人员、其他患者或访客时,要采取额外的措施来保护房间里的人。可能需要额外的防护装备,即个人防护装备。所需的个人防护装备取决于患者是什么感染和它的传播方式。这些防护装备可能包括防护服、手套、护目镜和口罩。

重要的是,在任何情况下都需要标准预防措施。如果出现任何问题,向患者解释清楚当时的状况是至关重要的。虽然很麻烦,但家属唯一想从医院带回家的就是患者。

医护备注

■ 通常情况下,患者房间外面会挂一个标志,指示需要什么类型的个人防护装备。如果你不确定穿什么或穿多长时间,你可以随时问护士。

■ 你在患者房间的整个过程都需要穿戴个人防护装备。

■ 为了保证自己和患者的安全,请确保每个人都遵守标准预防措施的规定。

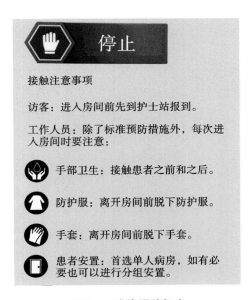

**图 3.4　感染预防标志**

如果进入时需要个人防护装备,这样的标志会出现在患者的房间外。

# 从重症监护室转出

当患者不需要救生医疗护理时,他们将被转移到另外的病房。这个决定是由医生做出的。

　　ICU 的医生和护士会向新病房的医生和护士介绍最新情况，以便他们熟悉患者，治疗师也会继续提供护理。有些患者担心他们将接受低于 ICU 监护水平的治疗。这是一个常见的担忧，但不必感到不安。首先，医疗团队不会把一个病得很重的人转出 ICU。其次，这些病房的工作人员知道如何照顾好从 ICU 转来的患者。再次，患者往往更喜欢这些病房的工作人员，因为工作人员很少打扰他们。这意味着离出院又近了一步，而且通常患者在晚上的大部分时间里都能入睡。

# 第四章
# 常见的医疗程序

## 知情同意、决策能力和重要问题

重症监护室（ICU）要进行很多操作。一部分特殊操作需要得到患者的知情同意才能够进行。如果患者不能做出选择，他们的医疗委托代理人将承担这一责任。下面将解释这些场景，并提出问题，以便做出最佳决定。"治疗目标"部分介绍了有关医疗委托代理人的信息。

### 知情同意——解释所有选项

当医护人员认为患者需要某些操作或治疗时，他们必须获得患者的知情同意。这就要求医护人员以个性化的、符合患者文化背景的，且患者能听懂的方式，讲述所有可能的治疗方案的优劣；还要向患者交代不进行治疗可能会发生的情况。在提供选择后，由患者选择他们倾向的治疗方案。

患者应具备做出决定的能力且自愿做出决定。这部分将在"决策能力——患者是否能自主做出决策"部分进行讨论。一旦做出决定，患者会被要求签署一份表明已获得知情同意的文件。

医护备注

■ 你可以征求医疗团队的建议，并让值得信赖的家属参与此次对话。

■ 你也可以拒绝医疗团队的建议。他们会问你为何这样选择以使双方互相理解。

■ 并非所有的治疗和操作都需要知情同意。但是，你仍然可以提出下面提到的问题，以确保自己获得知情同意。

■ 即便是之前入院时同意的治疗，也必须再次签署额外的知情同意书。这是为了确保你的知情，并且确定你的治疗选择没有改变。

■ 在为患者做出决定时（如果你是他们的医疗委托代理人），为患者选择的治疗应该与他们的治疗目标相一致。因此，要根据患者的意愿签署知情同意书。请参阅"治疗目标"了解更多信息。

　　■ 在紧急情况下，如果两名医护人员一致认为某项操作对维持患者生命是适当且必要的，则可以无须获得患者或家属的同意。如果患者对紧急情况下的治疗有倾向，应告知医疗团队。请参阅"治疗目标"了解更多信息。

签署知情同意书前可提出的问题：

■ 为什么需要该治疗？

■ 哪些治疗方案符合患者的治疗目标？

　● 手术、药物、观察等待和综合治疗，孰优孰劣？

■ 对于每个选项：

　● 对于类似的患者，最可能的结果是什么？

　● 最理想的情况是什么？有多大概率出现？

　● 最糟糕的情况是什么？有多大概率出现？

　● 短期和长期康复情况及家属体验如何？

　● 治疗期间和治疗之后风险发生的频率如何？

■ 患者和家属在未来需要考虑哪些方面？

■ 何时需要做出决定？

## 决策能力——患者是否能自主做出决策

　　ICU 的患者可能神志不清、被镇静或无法交流。当需要患者对治疗做出决定时，这就成了一个问题。

　　在这些情况下，患者可能无法选择他们想要的治疗。为了确保做出正确的决定，ICU 的工作人员必须评估每个患者是否有能力做出知情决定。

　　做出知情决定的能力被称为决策能力，有时也被称为反应能力，是各种能力的组合。对于有决策能力的患者，医护人员能够与其沟通病情的细节，如在接受和不接受治疗的情况下会发生什么，以及为什么医疗团队建议采用这种而不是另一种治疗方案。

　　当需要做出决定时，有决策能力的患者能够理解细节，推理每种治疗方案会引起什么结果，并根据他们目前的疾病状态做出合理的选择。

　　应尽一切努力提高患者的决策能力。例如，尽量将讨论时间安排在患者最活跃和最警觉的时候。在讨论之前，可以让患者喝杯咖啡，为即将到来的事情做准备，这样可以提高他们的决策能力。重要的是，应避免暗示什么是"正确"的决定。最好是重新解释一下所有可能的选择，以便患者能够充分准备。

　　纠正脱水、发热、谵妄和神志不清也都有助于提高患者的决策能力。此外，患者、家属和医疗团队应共同合作，避免使用可能导致谵妄的药物。焦虑和抑郁等精神障碍也可能影响决策能力。对于复杂的情况，医疗团队可以请专家参与，如伦理委员会专家或心理学专家等。此外，患者现在缺乏决策能力并不意味着他们以后也会缺乏，患者自身有决策能力是非常重要的。

　　此外，如果患者在某个时间点对某个问题不具备决策能力，并不意味着他们在那个时间点对所有问题都不具备决策能力。复杂的问题可以以后再讨论，但现在可以处理一些较简单的问题，例如是否需要镇痛药。

重要的是,要理解具备决策能力的患者有权做一些别人可能认为是"错误"的选择。但是,这种决定应该遵循患者的价值观和信念,即他们认为什么是重要的。患者、家属和医护人员有关这些决定的相互沟通和讨论为关键的部分。

当患者缺乏决策能力时,医疗委托代理人被授权做出决定。"治疗目标"部分介绍了谁是决策人以及相关的注意事项。

医护备注

■ 家属可以通过提醒患者日期、时间、地点,以及正在发生的事件等来帮助患者避免混淆,但他们不应该试图影响患者。患者应该可以自由地做出自己的决定,并可以选择家属参与决定。

■ 请向护士或医务人员提出要在患者最合适的时间安排知情同意和决策能力讨论。不幸的是,在紧急情况下这是无法达成的。

■ 在进行知情同意或决策能力讨论之前,要创造一个良好的环境。如关掉电视,开灯,喝咖啡或喝茶,审查决策可能性,尽量减轻疼痛,准备休息室,通知所有必要参与者准确的会议时间。请在休息后讨论(如果疲劳的话),必要时戴上助听器和眼镜,并避免在用餐时间进行讨论。

■ 如果患者仍然有决策能力并选择你作为医疗委托代理人,请询问他们如果他们不能做出自己的决定,他们会想接受哪些治疗。请参阅"治疗目标"了解更多信息。

# 操作介绍

以下是患者可能经历的操作。在描述每个操作后,有三个要点。第一个要点是由谁来执行该操作。第二个要点是进行该操作的原因。第三个要点是对家属和患者的提示。应该注意的是,实施操作的医生和使用的设备可能因医院而异。许多操作都有无菌预防措施(见"无菌预防措施")。请参阅 NavigatingTheICU.com 了解有关这些操作的更多信息。

## 动脉导管

动脉导管用于连续测量血压,并为实验室检查提供方便和可靠的血液供应。它是一个小导管(管子),像静脉通路一样,在无菌操作下插入手腕或腹股沟处。

有些危重患者血压会迅速下降。在这种情况下,需要给予特定剂量的药物,即血管加压素,以升高血压。此外,有些情况下需要将血压保持在一定范围内,以防脏器损伤。在紧急情况下,袖带血压计测量血压可能需要很长时间,所以使用动脉导管测量即时血压是首选。此外,动脉导管方便采血,患者不必每次取血都要用针进行穿刺。

因为动脉血流直接来自心脏,所以它的压力很高。如果导管在不知不觉中被拔出,患者可能会流血致死。因此,在移动患者时需要小心,防止意外拔管。如果发生这种情况,虽然警报器会通知护士,但还是小心为上。此外,护士在移除动脉导管时,需要在穿刺部位按压约 10 分钟,这段时间患者可能会感到不适,分散注意力可以帮助其度过这段时间,如看电视、听音乐、练习呼吸运动等。

■ 谁执行该操作

　　● 医生或呼吸治疗师。
■ 其目的
　　● 实时测量血压和采血。
■ 家属参与
　　● 需要在外面等待，以确保操作是无菌进行的。
　　● 移动时要小心，避免拉出动脉导管。
　　● 如果敷料脱落，请告诉护士，让他们帮助防止感染。
　　● 注意观察插管入口处是否有出血、红肿或分泌物。
　　● 需要知情同意。

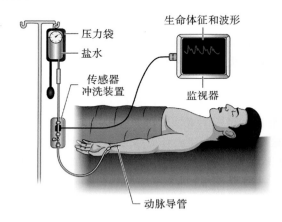

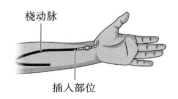

**图 4.1　动脉导管**

动脉导管可用于进行连续的血压监测和便捷采血。
通常，它被放置在手掌下方的桡动脉中。它与盐水袋相
连，挂在患者附近。

## 输血

　　输血，即通过静脉通路将供血者的血液输给患者，在 ICU 中很常见。具备安全输血的能力对任何 ICU 来说都是至关重要的，患者和供血者血液匹配技术的改进几乎消除了所有危险。此外，由于捐献的血液经过了全面的病毒或细菌筛查，输血引起的感染非常罕见。

　　每个 ICU 都有自己的输血流程。但是，最开始都是先抽取患者的血液，送到实验室，确定其血型，然后将匹配的血液送到护士那里进行输血。

　　献血后，血液的不同成分被分离出来。这些不同的成分被称为血液制品。血液制品的类型有浓缩红细胞、新鲜冰冻血浆、血小板和冷沉淀。这四种血液制品在不同的情况下有不同的用处。

■ 浓缩红细胞具有携带氧气到组织的能力,并通过增加静脉中的液体来提高血压。

　● 在患者因出血、手术或贫血而缺乏足够的红细胞时使用。

　● 在患者因血液不足而出现低血压时,如出血时使用。

　● 这是最常用的输血成分。

■ 新鲜冰冻血浆具有凝血能力,可帮助止血。它通过在静脉中增加更多液体来维持血压。如果需要对抗感染,可以在里面加入抗体(身体的防御物质)。

　● 在患者因血液不足而出现低血压时,如出血时使用。

　● 在患者的血液中缺乏凝血所需的成分以止血或预防出血时使用。

　● 凝血功能障碍的患者术前使用,以帮助他们在出血时止血。

　● 用来帮助抵抗感染。

■ 血小板具有凝血的能力,帮助止血。

　● 为血小板水平低的患者输注血小板可以帮助他们的血液凝固,以止血或预防出血。

　● 在手术前给血小板水平低的患者输注,以帮助他们在出血时止血。

■ 冷沉淀可以辅助凝血,帮助止血。

　● 在患者的血液中缺乏凝血所需的成分以止血或预防出血时,可以使用。

护士会密切监测患者输入供血者的血液后是否有不良反应的症状或体征。虽然输血一般来说非常安全,但注意这些迹象是很重要的,因为它们可能预示着危险。患者可能出现轻微反应,如发痒和发热。可以用药物对症治疗,从而使患者能够接受所需的血液制品。严重的不良反应包括呼吸困难、背痛、肿胀或焦虑。如果在输血过程中或输血后出现这些症状,需要立即通知 ICU 医护人员。此时应立即停止输血,对症治疗,并对患者进行更密切的观察。血液制品需送至实验室,以确定引起这种反应的原因,以便患者可再次接受输血。

■ 谁执行该操作

　● 护士。

■ 其目的

　● 补充血液的必要部分,通常是为了维持血压、止血或预防出血,或增加血液携带氧气到组织的能力。

■ 家属参与

　● 立即向护士报告任何新出现的或不同以往的情况,包括面红(变红)、感觉发热、瘙痒、呼吸困难、疼痛、焦虑或肿胀。

　● 如果你有输血反应的病史,请立即让医护人员知道,以便他们可以预先给予药物处理,避免出现不良反应。

　● 需要知情同意。

# 支气管镜检查

如果患者有呼吸困难,咳出液体,或需要取样,可以考虑做支气管镜检查。这个操作方便医生观察肺内部情况,并吸出液体或黏液以帮助患者呼吸。这些液体可以用于检查是否存在感染。此外,如果有堵塞物,也可以将该物体取出。

支气管镜检查在中度镇静下完成,可通过药物减轻患者疼痛、焦虑。支气管镜检查是将一根带有摄像头和灯光的导管经口腔插入肺部,随后由医生评估气道、清除液体等,而护士或麻醉医生则通过给患者用药和监测生命体征来监测患者。支气管镜检查通常持续 15 分钟左右,患者在完成后约 1 小时可恢复到术前状态。

■ 谁执行该操作

　　● 医生和护士。
■ 其目的
　　● 查看肺部，对液体或组织进行取样，并清除堵塞物。
■ 家属参与
　　● 家属可能希望在外面等候。
　　● 需要知情同意。

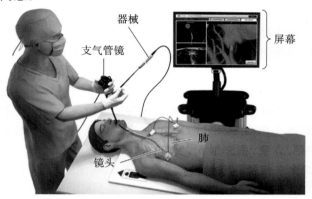

**图 4.2　支气管镜检查**

支气管镜检查可以看到患者肺的内部，并可用仪器清除任
何堵塞物。在操作过程中，患者会被镇静，以减少不适感。

## 中心静脉导管

　　外周静脉导管一般置入小静脉，并可持续一周左右。尽管这些静脉通路在许多情况下很有效，但由于有些药物会损害这些小静脉，因此一些患者可能会从另一种持续时间更长的静脉通路中受益。

　　中心静脉导管是一种可靠的给药和抽血途径，一般会被放置在颈部、胸部或腹股沟的大静脉深处，由医生在床旁置入。首先用药物麻醉穿刺区域，然后用超声仪观察静脉的情况。为了防止感染，整个过程需要无菌操作。颈部或胸部的正确置入位置可通过 X 线检查来确认。这是因为管道的末端可能正好在心脏的入口之外。如果接触到心脏壁，导管会导致心脏不规则跳动，即所谓的心律失常。

　　中心静脉导管的另一个用途是为不能通过胃肠道摄取食物的患者提供营养。对这些患者来说，可以通过这种静脉通路将营养物质直接注入他们的血液中，称为全肠外营养。

　　此外，如果需要透析，通常会通过类似的中心静脉导管进行。

　　并非所有在 ICU 的患者都需要中心静脉置管，也并非所有中心静脉置管都需要长期使用。重要的是，当不再需要时，ICU 医护团队会及时将管路取出，以防止感染。这些管路的感染可能带来严重后果。这些管路进入了靠近心脏的一条大静脉，如果管路被感染，细菌就会被冲到血液中，在那里生长。这被称为中心静脉导管相关血流感染，可能是致命的。为避免感染，中心静脉导管的敷料应至少每 7 天更换一次，当弄脏了或插入部位（管路进入身体的地方）未被覆盖时，应更换。这些敷料的更换是在无菌条件下进行的。

■ 谁执行该操作
　　● 医生。
■ 其目的

● 为所有药物、全肠外营养、透析和抽血提供可靠的通道。

■ 家属参与

● 需要在外面等待，以确保操作是无菌进行的。

● 如果敷料脱落、潮湿或变脏，请告诉护士。可能需要更换以防止感染。

● 如果插入部位周围有出血、疼痛、红肿或分泌物，请告诉护士。

● 需要知情同意。

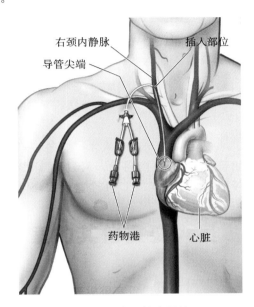

**图 4.3　中心静脉导管**

中心静脉导管被插入颈部、胸部或腹股沟的大静脉中。

如果插入颈部或胸部，导管的末端刚好位于心脏外。

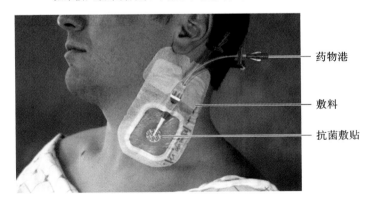

**图 4.4　中心静脉导管敷料**

中心静脉导管的敷料应该保持清洁，并覆盖插入部位。许多医院在

插入部位周围放置抗生素贴片或薄膜以防止感染。

# 胸管

如果肺部周围积聚有气体或液体，患者就不能进行充分的呼吸。为了帮助患者呼吸，可能需要使用胸管或胸腔造口管来排出压迫肺部的气体或液体。这根管子将气体或液体排入一个被称为胸瓶的容器中。然后肺部可以完全展开。

在置入胸管之前，会给患者使用镇痛药，这个过程在床旁进行。如果患者正在接受心脏或肺部手术，可能会在手术室中置入胸管。这根薄薄的塑料管被插入肋骨之间，进入肺部周围的空间，即胸膜腔。它被缝合到位并与引流系统相连。有时会通过负压吸引来帮助排出气体或液体。该系统被用来监测引流和漏气情况。护士会清洁胸管进入皮肤的部位，并定期更换敷料以防止感染。虽然可能会有疼痛感，但患者应尽量深呼吸。插入部位周围和肩部的疼痛是常见的，利多卡因贴片、对乙酰氨基酚和非甾体抗炎药可以缓解疼痛。当肺部复张且引流量很少时，可在床旁拔出胸管。这一操作很快，可能会短暂地引起不适。

- 谁执行该操作
  - 医生。
- 其目的
  - 清除肺部周围的气体和液体。
- 家属参与
  - 需要在外面等待，以确保插入的过程是无菌进行的。
  - 立即报告疼痛、呼吸困难或颈部和面部周围肿胀。
  - 注意收集装置，它通常被放在床边的地板上。
  - 需要知情同意。

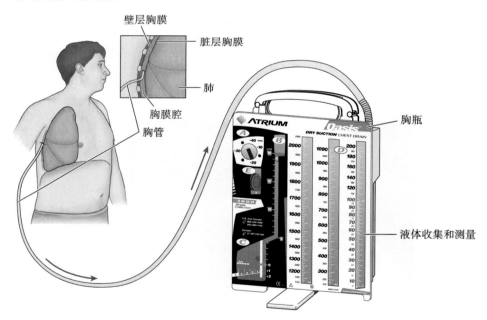

**图 4.5　胸管和胸瓶**

将胸管插入肺部周围的空间以排出液体或气体。胸管连接到一个可测量收集到的液体的胸瓶中。胸瓶通常靠近床边，与抽吸管相连。

# 食管、胃、十二指肠镜检查

食管、胃、十二指肠镜检查，通常被称为 EGD 或上消化道内镜检查，是一种用于观察喉咙（食管）、胃和小肠（十二指肠）的操作。通常情况下，如果有任何出血的迹象，如呕吐物或粪便中有血，就需要进行这种检查。也可以提取组织样本，判断这个区域是否健康。

在做食管、胃、十二指肠镜检查之前，患者可能有一段时间不能进食。该检查要在中度镇静下完成，在检查过程中，患者通过药物减轻疼痛、焦虑和消除操作中的痛苦经历。护士或麻醉师负责用药并密切监测患者的生命体征。然后，医生将内镜（一根带摄像头的细管）穿过口腔，进入喉咙和胃部。内镜的图像可以在医生旁边的屏幕上看到。若需要止血，医生可以通过内镜插入工具，夹住出血区域，烧灼渗漏的血管，或在该部位周围注射药物。止血后可能需要再做一次食管、胃、十二指肠镜检查，以确保出血已经停止。

操作持续约 30 分钟，患者在 1 小时后应能恢复到操作前的状态。喉咙痛和困倦是常见的，但不应该超过几小时。手术后，患者可能只被允许吃流质食物（果冻、果汁、肉汤等），以保护食管、胃、十二指肠镜检查操作部位，并防止恶心和呕吐。

- 谁执行该操作
  - 医生。
- 其目的
  - 检查喉咙、胃和小肠，止血，并提取组织样本。
- 家属参与
  - 家属可能希望在外面等候。
  - 监测出血的迹象，如呕吐物中带血或粪便呈深色柏油状。
  - 需要知情同意。

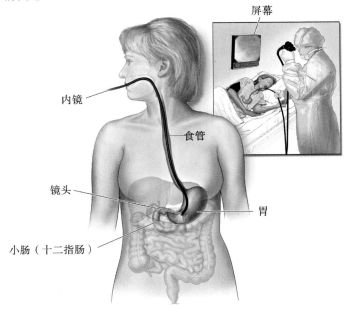

**图 4.6　食管、胃、十二指肠镜检查（EGD）或上消化道内镜检查**

食管、胃、十二指肠镜检查通常用于寻找和阻止喉咙（食管）、胃和小肠的任何部位的出血。在操作过程中，患者会被镇静，以减少不适感。

## 短期饲管——鼻胃管、口胃管和鼻空肠管

如果患者无法安全吞咽，但需要更多的热量或水分，有呼吸管，或需要排空胃内容物，就

需要考虑使用饲管。这种管子通过鼻（鼻胃管）或口腔（口胃管）插入，并延伸至胃部。对于有呼吸管的患者来说，口胃管是首选。对于没有呼吸管的患者，首选鼻胃管，因为它不影响说话。

插入鼻胃管时患者可能会感到不舒服，但不应该感到疼痛。让患者在床上坐好后，在导管上涂抹润滑剂，然后引导导管穿过鼻后部到达喉咙。而后要求患者在护士将管子滑入胃中时进行吞咽。护士必须通过注入空气并听诊胃部出现"咕噜咕噜"的声音，或者用注射器能回抽出胃内容物，或者通过 X 线检查确定导管位置正确。导管要用胶带固定在鼻子上，上面的刻度告诉了医护人员导管的深度。

鼻空肠管通过鼻插入，穿过胃部，最终进入小肠。管子的末端超过胃部，可防止患者吸入逆流到喉咙的胃内容物。这被称为误吸，可导致肺部感染。鼻空肠管比口胃管或鼻胃管更小，更不容易造成压力性损伤，因此可以耐受更长时间。其插入方式与鼻胃管相似，鼻空肠管的位置可通过 X 线检查确认。管子上的刻度告诉了医护人员导管的深度，用胶带将其固定在鼻子上。因为导管的末端超过胃部，所以鼻空肠管不能用于排空胃内容物。如果患者持续将其拉出，可以用一根绳子把鼻空肠管固定在鼻子上。

管饲液体物质，通过口胃管、鼻胃管或鼻空肠管泵入，为患者提供营养。

■ 谁执行该操作
  ● 护士。
■ 其目的
  ● 进食、补水、给药或排空胃内容物。
■ 家庭参与
  ● 在导管置入过程中提供支撑。
  ● 监测红肿或皮肤破损的迹象。
  ● 提醒患者不要触摸或拉扯该导管。

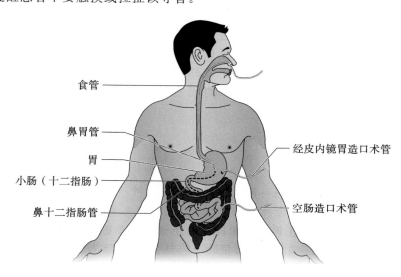

**图 4.7　饲管选项**

不同类型的短期和长期饲管。根据患者需要的不同，饲管可用于提供营养、水分，给药或排空胃内容物。

## 长期饲管——经皮内镜胃造口术管和胃造口术/空肠造口术管

如果需要长期管饲,更持久地放入胃部的饲管是必要的。如果患者没有恢复吞咽能力或使用呼吸机超过 2 周,则考虑进行该操作。如果长期使用,口胃管、鼻胃管和鼻空肠管可能会导致压力性损伤,并增加胃内容物进入肺部的风险。这些饲管也很让人烦恼,导致一些患者会移除饲管。

经皮内镜胃造口术管提供了直接进入胃的安全入口,可提供长期管饲。它是在镇静状态下插入的,通常在手术室进行,所以患者是舒适的。一根带摄像头(内镜)的管子通过口腔进入胃中,向胃前部发出光线。在光线透过腹部皮肤照射处制造一个小孔,以允许管子进入胃部。插入后 4 小时即可用于服药,1 天后可以开始管饲。

胃造口术/空肠造口术管有两个端口,一个进入胃,另一个进入小肠。进入小肠降低了误吸的风险。通常,管饲营养通过小肠营养管,而药物通过胃管进入胃。

■ 谁执行该操作
  ● 医生。
■ 其目的
  ● 长期管饲、补水、给药或排空胃内容物。
■ 家属参与
  ● 监测渗漏或皮肤红肿的迹象。
  ● 向护士学习如何护理,因为该装置可能会在出院后使用。
  ● 需要知情同意。

有关饲管的选项,请参见图 4.7。

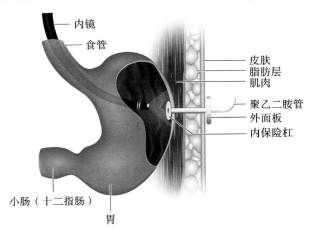

内镜
食管
皮肤
脂肪层
肌肉
聚乙二胺管
外面板
内保险杠
小肠(十二指肠)
胃

**图 4.8 经皮内镜胃造口术管置入**
经皮内镜胃造口术管能够长期为患者提供营养。通常在内镜的辅助下在手术室置入。

## 经外周置入中心静脉导管(PICC)

一些患者需要长期静脉注射抗生素、化疗、静脉营养(全肠外营养)或频繁抽血。在这些情况下,建议使用经外周置入中心静脉导管。

这种导管通常被置入患者二头肌附近的静脉中,并被引导至心脏入口外侧。医生或专业护士在床旁进行插管操作。

医护备注

　　■ 因为中心静脉导管感染可能很危险,所以中线导管可能是一种更安全的选择。中线导管比经外周置入中心静脉导管短,但比常规外周静脉注射导管长。这是一种可以持续静脉注射,同时降低感染风险的安全方法。因此,患者静脉注射比较困难,或者患者需要长期静脉注射时,中线导管可能是一个很好的选择。然而,中线导管并不适用于所有药物。

这是一个无菌操作,医疗团队在使用前要确认导管的正确位置。只要没有并发症,导管可留置数月。护士或医生为患者及家属提供关于插管时正确护理的指导。两个重要的规则是不要弄湿插管部位,并监测该区域是否有感染的迹象。

　　■ 谁执行该操作
　　　● 医生或专业护士。
　　■ 其目的
　　　● 提供可靠的长期静脉通路,用于给予药物、全肠外营养和抽血。
　　■ 家属参与
　　　● 需要在外面等候以确保手术过程是无菌的。
　　　● 让护士知道敷料是否脱落、变湿或变脏。可能需要更换以防止感染。
　　　● 如果在插入部位周围看到出血、疼痛、红肿或渗液,请告知护士。
　　　● 使用经外周置入中心静脉导管时若出现手臂肿胀要及时通知医护人员。
　　　● 如果插入部位的导管长度发生变化,请通知护士。
　　　● 需要知情同意。

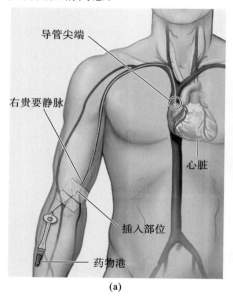
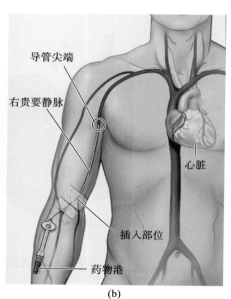

**图 4.9　经外周置入中心静脉导管(a)和中线导管(b)**

作为一种长期使用的中心静脉导管,经外周置入中心静脉导管允许静脉注射药物、全肠外营养,并允许抽血。中线导管可能是一个更安全的选择,但并不适合所有患者。

## 肺动脉导管

对于有心脏或肺部问题的患者,建议使用肺动脉导管(Swan-Ganz 导管)。这不仅提供了中心静脉导管的功能,还允许 ICU 医护人员使用压力传感器来测量心脏和肺部的功能。

通常将肺动脉导管插入颈部的静脉中,导管比典型的中心静脉导管推进到更深的位置。导管的末端有一个可以充气的气囊。当导管直接位于心脏外部时,气囊被充气。导管穿过心脏的开口、右心房、右心室并进入肺动脉。如果接触到心脏壁,导管会导致心律不齐。在整个放置过程中,通过 X 线或超声波观察导管,以确定其位置。医疗团队还可以根据导管通过心脏不同腔室时所感测到的压力变化来判断导管末端的位置。这些数据告诉 ICU 医护人员有关心脏和肺部功能的信息。此外,这些数据有助于确定哪些治疗对患者更有帮助。

■ 谁执行该操作
　● 医生。
■ 其目的
　● 给予药物、全肠外营养和抽血的可靠通道。
　● 监测心肺功能。
　● 用来决定最适合的药物或治疗方法。
■ 家属参与
　● 需要在外面等候以确保手术过程是无菌的。
　● 让护士知道敷料是否脱落、变湿或变脏。可能需要更换以防止感染。
　● 如果发现插入部位周围出血、疼痛、红肿或渗液,请告知护士。
　● 向护士报告任何新出现的心律不齐情况。
　● 需要知情同意。

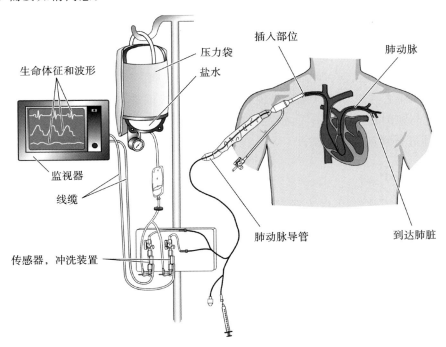

**图 4.10　肺动脉导管**

　　肺动脉导管显示心脏和肺部功能状况。导管经过心脏右侧进入通向肺部的血管。它与挂在患者身边的盐水袋相连。

## 吞咽测试

当患者移除呼吸管、出现脑卒中或意识不清时，他们误吸的风险会增加。误吸（将食物或液体吸入肺部）会导致严重的肺部感染。为了防止这种情况，需要进行吞咽测试。

通常，护士会让完全清醒的患者坐起来，给他们一杯水喝。要通过吞咽测试，患者必须能够在不呛水或咳嗽的情况下喝水，并且能够正常说话。如果患者咳嗽、窒息或说话有困难，那他们必须禁食禁水，这被统称为禁食。

下一步是语言病理学家进行正式评估。他们将检查与患者安全饮食能力相关的所有事情。语言病理学家会测试患者吞咽不同稠度的食物及液体的能力，并提出如何安全饮食的策略建议。例如，患者只有在完全清醒并在床上坐起的情况下，才能进食蜂蜜样稠度的液体和较软的食物。语言病理学家的吞咽测试可每天或更长时间重复一次。如果误吸的风险太大，或者患者不能自主摄入足够的恢复所需的热量，可以考虑管饲。

■ 谁执行该操作
　● 护士。如果需要进一步的帮助，语言病理学家可参与。
■ 其目的
　● 观察患者是否可以安全吞咽，以及是否需要辅助进食或饮水。
■ 家属参与
　● 吞咽测试若未通过，家属的作用则非常重要，因为进食和饮水都需要遵循饮食安全指导。
　● 一旦患者通过吞咽测试，只有当他们完全清醒并坐直时，才允许他们进食和饮水。
　● 请务必遵守语言病理学家关于进食和饮水的说明。
　● 如果患者在进食或饮水后出现新的咳嗽或呼吸困难，请告知护士。
　● 这与钡剂吞咽测试不同，钡剂吞咽测试也称为吞咽研究，如果患者继续出现吞咽困难，可推荐进行钡剂吞咽测试。

## 气管切开术

气管切开术，或称气切，是在颈部前面开一个通向气管的孔。这个操作有三个目的，都是为了改善呼吸。

气管切开的第一个目的是绕过阻塞部位，如气道肿胀时。

第二个目的是帮助清除唾液和黏液（分泌物）。这在咳嗽无力的患者中很常见，例如瘫痪患者。这些患者不能咳出分泌物，使得分泌物在他们的气管中聚积。这使得呼吸更加困难，并阻止空气进入肺部。吸入这些分泌物也会增加肺部感染的风险。气管切开创造了清除这些分泌物的机会。

第三个目的也是最常见的气管切开的目的，即需要长期使用呼吸机。在患者使用呼吸机2周后，就会讨论气管切开的问题（前提是所需的氧气和呼吸支持量足够低）。气管插管会让人感到不舒服，并增加压力性损伤的风险。与气管插管相比，气管切开让患者可更安全地使用呼吸机。因此，医疗团队可以减少患者使用镇静药物的剂量，并可以减少患者所需的呼吸支持量。希望这样能让患者更加清醒并能够进行互动。

患者和家属应该与护士、呼吸治疗师、医生和社会工作者讨论气管切开带来的变化。虽然有很多人自己护理气管造口,但它需要经常维护。重要的是,如果恢复了安全呼吸的能力,就可以移除气管套管。

这个操作可以在床旁、中度镇静下进行,或者在手术室全身麻醉下进行。在颈部前方的气管上开一个孔,称为造口。插入一根称为套管的外管,并用缝线固定,以保持造口开放。再将一根可以更换和清洁的内管插入外管中。通常情况下,造口愈合和拆线需要大约 1 周时间。

护士和呼吸治疗师负责护理气管部位。这些工作包括清洁、更换气管周围的敷料、吸出分泌物和更换内管。其中一些任务根据需要进行,如吸痰,而其他任务则是按计划进行的。

医护备注

■ 尽量从护士或呼吸治疗师那里了解气管的维护情况,因为出院后的护理是类似的。

■ 新气管造口在愈合时出血是正常的。如果出血影响了呼吸能力,请告知护士。

插入气管后,由于患者不能说话,沟通很困难。必须采用不同的沟通策略,直到患者能够使用发声阀用自己的声音说话。其中一些策略包括书写、用手机发短信、读唇语或使用交流板。护士和语言病理学家可以在这段时间提供策略,帮助患者减少这种经历的挫败感。

一旦不需要持续的呼吸支持,患者就可以学习如何用发声阀说话。这个单向阀允许空气进入,患者通过将空气越过声带并从口腔中排出来说话。由于缺乏使用,用于说话和吞咽的肌肉会变弱,患者需要在语言病理学家的帮助下强化这些肌肉。在恢复安全进食的能力之前,要通过喂食管或静脉注射给予营养。ICU 医疗团队可以提供更多关于这个问题的信息。

■ 谁执行该操作
  ● 医生。
■ 其目的
  ● 绕过堵塞部位,清除分泌物,并提供长期的呼吸支持。
■ 家属参与
  ● 需要在外面等待,以确保手术是无菌的(如果在床旁进行)。
  ● 护士、呼吸治疗师和语言病理学家是很好的资源。
  ● 了解套管的维护。
  ● 与社会工作者交谈,了解气管切开患者的支持小组。
  ● 需要知情同意。

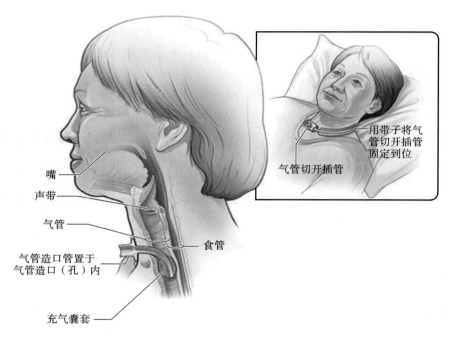

嘴

声带

气管

气管造口管置于
气管造口（孔）内

充气囊套

食管

用带子将气
管切开插管
固定到位

气管切开插管

**图 4.11   气管切开**

气管切开可帮助患者呼吸。它还可以减少患者对镇静药物的需求，使患者更能自主活动。

## 导尿管

很多情况下会使用导尿管来排出膀胱中的尿液。导尿管可以暂时缓解尿潴留，绕过前列腺肥大导致的阻塞，并防止因尿失禁导致的压力性损伤的发生和感染。它还允许 ICU 医护人员收集和分析患者的尿液。

此外，它还可以用于监测患者尿量以诊断肾脏是否健康。一般来说，每小时产生 30 mL 以上的尿液是健康的。有了这些信息，ICU 的医护人员可以测定患者的液体平衡情况。液体平衡通过进入患者体内的液体量减去尿量来计算。根据这一计算结果，可以给予更多的液体，或使用药物来增加尿量。这种平衡对于那些有心脏或肾脏问题的患者尤为重要。

来自导尿管的感染可能是致命的，这被称为导尿管相关尿路感染。为了防止感染，导尿管要在无菌预防措施下插入，并且插入点每班次清洗一次或者有脏污时及时清洗。此外，一旦不再需要使用，导尿管应立即拔出。

还有其他工具可以在拔出导尿管后帮助管理尿液。这些被称为外部导管。对于男性来说，避孕套导管可能是有效的。它看起来像一个避孕套，顶端有一个开口，将尿液排入一个袋子里。对于女性来说，设计又有所不同。导管是一根空心管，与低功率的吸管相连，沿着腹股沟放置。管子上覆盖有柔软的织物，可以将尿液通过它吸到一个容器中。护士可以解释这些及其他选择。

■ 谁执行该操作

    ● 护士。

■ 其目的

    ● 测量液体平衡，缓解尿潴留和梗阻，防止皮肤破溃和感染，以及获得尿液化验结果。

■ 家属参与

● 虽然是无菌插入，但如果家属愿意，他们可以留在房间里。

● 观察插入部位是否有红肿和分泌物，或尿液的透明度是否有变化。

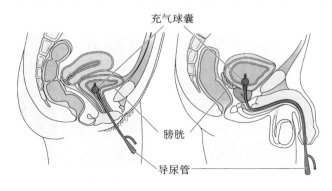

**图 4.12　导尿管**

导尿管可用于膀胱引流并测量尿液分泌量。

## 无菌预防措施

　　一些医疗操作中需使用无菌预防措施，包括插入导尿管或中心静脉导管。这些操作中使用的医疗设备增加了感染的风险，因为它们被置入身体并在体内停留数天。然后，致病菌可以在这些医疗设备上生长，并进入患者体内。一旦进入体内，已经生病的患者不得不再与这种感染做斗争。ICU 的医护人员非常重视这个问题，并遵守严格的规定来防止感染的发生。使用无菌预防措施是一种重要的预防方法。

　　在无菌预防措施实施期间，家属通常被要求在外面等候，因为只有必要的工作人员可以进入病房。

　　通常情况下，医护人员会对患者的皮肤进行消毒，并戴上无菌手套。可以在患者的身上盖一块布，布上面有一个洞，暴露进行操作的部位。这样做的目的是清洁皮肤，防止致病菌进入操作部位。设备置入后，医疗团队可能会在操作部位放置敷料，以防止致病菌在那里生长。护士会定期更换敷料，必要时清洁该部位，并观察是否有感染迹象。感染迹象包括设备置入部位周围红肿、疼痛、发热、肿胀或有分泌物。

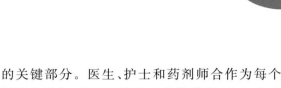

# 第五章
# 药物治疗

药物治疗是重症监护室(ICU)患者护理的关键部分。医生、护士和药剂师合作为每个患者提供最佳的药物组合。医生在做出诊断后开具处方,药剂师批准或提供建议,护士在监测患者反应的同时给予药物。

此外,借助电子病历,如今的药物管理比以往更安全。可以轻松查看患者使用的每种药物的具体剂量,并且可以标记要避免的有害药物组合。

给药的第一步是扫描患者的臂章,以获取他们的病历。接下来,对药物进行扫描,以确认其与患者处方相符。如果这个过程的任何细节不匹配,例如扫描了错误的药物,将中断该过程,要求护士更仔细地检查处方。确认药物适用于患者后,护士给予药物。

护士工作的一个基本要素是遵循药物管理的"六个正确"原则:接受药物的患者正确,给患者的药物正确,给药途径正确(例如通过静脉注射、口服等),给药时间正确,药物剂量正确及药物效果正确。

医护备注

■ 如果你不知道自己正在服用哪种药物,请询问护士。

■ 通过追踪药物使用情况以及是否产生正确的效果,你可以成为患者的另一个"正确"因素。

■ 在没有事先询问护士的情况下,不要服用医院外的药物、补充剂或维生素。医疗团队会全程跟踪监管,许多维生素或补充剂与医院的药物混合使用可能产生不良反应。

■ 如果你不知晓你通常在医院外服用的药物,请告知护士。

## 给药时间

了解用药计划对于患者和家属来说非常重要。通常,它是按时间分段排序的。例如,泰诺(对乙酰氨基酚类药物的商品名)可以每 6 小时服用一次。因此,患者会在早上 6 点、中午

12 点、下午 6 点和午夜收到药物。护士在给药时有一定的弹性时间。给药时间可以提前或延后约 1 小时。例如,如果安排在早上 6 点给药,那么在早上 5 点到 7 点给药都是可以的。这个范围可能因医院而异。

另一种方式称为"PRN",拉丁文译为"按需"。这些药物只能在特定情况下使用。例如,医嘱可能会指示只有当患者出现日常用药无法控制的爆发性疼痛时才会给药。使用说明可能是"当疼痛大于 7/10 分时给药,每 6 小时给药 1 次"。因此,护士可以在早上 6 点因 7/10 分以上的疼痛给药,但中午之前不能再次给药。熟悉这些规则有助于患者了解何时可获得安排好的药物,并决定是否需要开具额外的药物。

医护备注

■ 如果你注意到之前曾经接受过有效的药物治疗(如止咳药、滴眼液、助眠药、尼古丁贴片、镇痛药等),而后没有再次接受该药物,可能是因为这些药物是按需使用的。请询问护士是否还应使用该药物,或者是否可以让医生再次开具处方。

# 疼痛

许多 ICU 患者会经历疼痛,镇痛药可以帮助减轻疼痛。但令人沮丧的是,镇痛药的作用是有限的。手术、事故或疾病后,无论给予多少镇痛药,患者仍会感到疼痛和不适。因此,ICU 团队试图将疼痛降低到可以忍受的水平,以便患者能进行康复工作。

例如,消除肋骨骨折后的所有不适是不太可能的。如果疼痛妨碍患者有效呼吸,他们将无法下床活动,这是康复的重要组成部分。疼痛还会影响睡眠、食欲和情绪,这些问题会导致愈合不良。因此,需要充分地控制疼痛以促进康复,并避免因伤情引起的并发症。

然而,服用过量镇痛药会导致嗜睡及积极康复的能力下降。例如,药物使用过量的患者可能会缺乏与物理治疗师合作的积极性,或者可能无法安全地参与语言治疗师的吞咽练习。因此,最好的目标是使用尽可能少的药物使疼痛变得可以忍受。过多的疼痛会使患者无法积极参与康复,而服用过多镇痛药则会减慢康复速度。

每个患者的疼痛耐受程度是不同的。一个 95 岁的女性从肺部拔出胸腔管时,可能眉头都不皱一下。而一个 30 岁的男性可能会因为揭下手上的胶布而痛得龇牙咧嘴。这两种反应同样合理,应当注意满足每个人的需求。

为此,ICU 团队会在询问患者后制订一个可接受的、现实的且可以参与康复的疼痛控制目标。幸好医护人员和患者有许多方法可以共同努力找到疼痛控制的最佳状态。

对于能够交流的患者,通常以 0 到 10 的等级对疼痛进行评估,其中 0 表示没有疼痛,10 表示最严重的疼痛程度。增加描述词,如疼痛、刺痛、阵痛等,以及描述疼痛的部位有助于评估。此外,试着记住疼痛开始的时间,并记录是否有加重或缓解的情况及变化的原因。有了这些信息,医护人员可以更好地了解患者的困扰,什么方法可能最有帮助,并将其与之后感受到的疼痛进行比较。

医护备注

■ 提供有关疼痛的详细信息可以帮助医疗团队更好地治疗。描述症状的一个有用方法是记住字母 OPQRST(onset, provokes, qualities, region, severity, treatment）。

- ■ 起始时间——疼痛是什么时候开始的？
- ■ 引发因素——疼痛加重的原因是什么？
- ■ 疼痛性质——疼痛是什么感觉？
- ■ 疼痛部位——疼痛在什么位置？
- ■ 严重程度——以 0 到 10 分为标准，疼痛有多严重？
- ■ 治疗手段——是否使用过治疗手段缓解疼痛？

对于无法交流的患者，ICU 团队可使用其他工具评估疼痛程度。对于这些患者，医护人员可以评估痛苦表情、呻吟以及其他表明不适的迹象。通过比较服用镇痛药前后的症状，ICU 团队可以判断药物是否有效。

ICU 团队的目标是尽快将疼痛减轻到可以忍受的程度。然而，控制疼痛的措施并非立竿见影。镇痛药需要时间才能发挥作用，也并非对所有患者都有效。还必须尝试其他非药物疗法来减轻疼痛，例如冰敷和热敷。医务人员感谢所有患者在这一具有挑战性的过程中所做的努力。

医护备注

- ■ 疼痛耐受性是患者的个人体验，因环境而异。患者当前感受到的疼痛是真实合理的，即使它看起来似乎不应该"那么痛"。此外，患者可能表现得很好，但却声称疼痛难以忍受。在这两种情况下，医疗团队和家属都要支持患者，这一点很重要，因为只有患者真正了解他们自己正在经历的疼痛。如果你对你所爱之人的现状做出回应，而不是对你期望的状态做出回应，他们会感受到支持，并且更有可能努力恢复健康。

- ■ 思考一下你正在经历的疼痛是最近开始的新疼痛（急性疼痛）还是你已经经历了一段时间的疼痛（慢性疼痛）。如果是慢性疼痛（例如，你已经腰痛很多年了），请告诉护士你在家里使用的缓解疼痛的方法。医院可能会提供这些选择或类似的选择。

# 非药物性疼痛管理

有许多方法可以在不服用药物的情况下减轻疼痛，ICU 医护人员应尽可能多地使用这些方法。这些方法可被称为非药物性疼痛管理。此类方法副作用少，可以帮助减少所需的镇痛药用量。

长时间卧床会导致肌肉酸痛。热敷可以用来缓解背部或颈部疼痛，有助于放松酸痛或紧绷的肌肉。在进行物理治疗之前进行热敷可以让患者做好准备活动。

冰敷有助于麻痹疼痛并减轻肿胀。近期受伤或接受手术的患者可以通过冰敷肿胀或疼痛部位获益。冰敷在减轻活动后的顽固疼痛方面尤其有效。此外，冰敷还可以缓解头痛。

改变睡觉的姿势有助于减轻身体的压力。如果可能，下床散步或坐在椅子上感觉会更好。这有助于促进血液循环，锻炼肺部和肌肉，并给患者一种成就感。如果患者进行了胸部手术，运动时可以通过夹板固定技术减轻疼痛。患者咳嗽或走动时可以用枕头拖住胸部。

分散注意力是另一个有效工具。家人可以通过让患者思考除疼痛之外的其他事情来帮助患者。例如，播放音乐或看电影可以帮助打发时间。与患者谈论他们的一天，回忆积极的经历，例如假期或医院外的时间，甚至可以推拿，让他们暂时忘记疼痛。另一种分散注意力的方式是指压，这使患者能更多地感受到身体被触摸的部位，而非疼痛。专注于呼吸和正念也可以减轻疼痛，许多应用程序可以帮助练习这些技巧。家属可以提出其他有助于控制疼痛的建议。

每种选择都有助于打发时间，直到下次可以服用镇痛药为止。尽管必要时可以服用镇痛药，但最好以最少的剂量帮助患者康复。如果减少药物用量，患者产生不良反应的可能性就会降低。

医护备注
■ 鼓励患者尝试这些类型的疼痛控制方法。
■ 请护士向你展示安全的推拿和指压方法，以及是否可以使用其他非药物治疗的方法来减轻疼痛。

# 镇痛药

ICU 常用的镇痛药有多种类型。患者通常认为阿片类药物可缓解疼痛，如芬太尼、羟考酮、吗啡和氢吗啡酮。虽然这些药物对剧烈疼痛安全有效，但可能会引起其他问题。

阿片类药物可引起便秘、嗜睡、恶心，并增加误吸的风险，还可能降低呼吸动力和血压，这对于那些已经有呼吸或血压问题的患者来说可能是一个问题。令人担忧的是，如果长时间使用阿片类药物，可能会导致依赖和成瘾性。基于这些原因，ICU 医护人员尽量使用最少量的阿片类药物来控制疼痛。为了实现这一目标，可给予其他非阿片类镇痛药以进一步缓解疼痛。这种策略被称为多模式疼痛管理。

医护备注
■ 许多患者因手术或阿片类药物出现便秘，会导致剧烈的胀气痛，给患者带来困扰。使用名为西甲硅油的药物可以缓解症状。
■ 如果你在家中使用阿片类药物，请告知 ICU 团队。这有助于 ICU 团队为你制订更好的疼痛管理计划。

为了减少对阿片类药物的需求，医生通常会开具对乙酰氨基酚的处方。当其与阿片类药物一起使用时，通常会减少所需镇痛药的总量。对乙酰氨基酚有助于缓解多种疼痛，包括头痛和手术引起的酸痛，以及退热。肝损伤患者应避免服用这种药物，因为它会导致肝进一步损伤。

医护备注
■ 如果你感到剧烈疼痛，并希望减少阿片类药物的使用，静脉注射对乙酰氨基酚可能会有帮助。

其他非阿片类镇痛药包括布洛芬和酮咯酸。这些属于非甾体抗炎药（NSAID），可以减轻炎症和疼痛。尽管有效，但这些药物的使用频率仍低于对乙酰氨基酚，因为它们可能引起胃出血和肾损伤。

另一种减轻疼痛的药物是利多卡因贴片。这种黏性贴剂可以作用 12 小时，麻痹贴敷部位。利多卡因贴片适用于肌肉疼痛和皮下疼痛。

医护备注

■ 如果活动时感到疼痛，在进行物理治疗和职业治疗之前服用镇痛药可以帮助患者进行更有效的治疗。这被称为预先用药。口服药物在活动前约 1 小时服用，静脉注射药物在活动前约 10 分钟注射。

■ 注意观察不同的镇痛药对你的影响。例如，如果静脉注射阿片类药物让你感到昏昏欲睡，它们可能不是在进行物理治疗之前控制疼痛的最佳选择。你的护士可以帮助你制订计划。

■ 一些医院设有专门处理复杂疼痛问题的疼痛服务。如果疼痛未得到充分控制，请询问是否可以咨询疼痛服务。重要的是，给 ICU 团队足够的时间找到适合你的疼痛管理的正确策略。

# 患者自控镇痛：患者自控镇痛药物

如果患者长时间剧烈疼痛，或是刚经历手术，ICU 团队可能会在定时和按需使用镇痛药之外使用其他工具。一些医院使用镇痛泵来实现患者自控镇痛（PCA）。这可以设置为持续或按需静脉注射镇痛药。如果是按需给药，护士会给患者一个按钮，患者可以按一下按钮，大约每 10 分钟就能输送一次药物。这样患者可以在疼痛过重时决定使用，并有助于缓解对疼痛控制的焦虑。患者自控镇痛设定了每小时内可以给予的最大药量，如果不够，医疗团队可以增加剂量。

类似的镇痛工具是硬膜外患者自控镇痛，仅可缓解身体某个部位的疼痛。通过在背部脊柱旁放置一根小管，镇痛药从中流入。这类似于怀孕期间减轻分娩疼痛的方式，可以缓解特定区域的疼痛。例如，患者可能只感到腿部疼痛，可以通过硬膜外镇痛来控制。该方法通常在手术后使用，前提是已经知道哪些部位需要进行疼痛控制。

医护备注

■ 硬膜外患者自控镇痛和阿片类药物一样可能会引起瘙痒，药物可以减轻瘙痒。

■ 只有患者才能按下镇痛泵按钮。

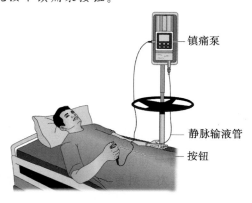

镇痛泵

静脉输液管

按钮

**图 5.1　患者自控镇痛**

患者自控镇痛是一种疼痛管理的工具。当按下按钮时，镇痛药就会输送过来。它可以减轻患者对疼痛控制的焦虑，减少所需的镇痛药量。

# 血管活性药物：控制血压

血管活性药物可用于增高或降低血压。ICU 医护人员可使用此类药物以降低危险性高的高血压，防止出血和器官损伤。此外，这些药物也可在出现危险性低血压时提高血压，以帮助血液到达患者的器官。这些药物由药物泵持续给药，给药量由护士调整。这些药物可以挽救生命。

降低血压的血管活性药物通过减慢心率或扩张血管起作用，如尼卡地平和硝酸甘油。这类药物通常用于预防高血压的危害，例如脑出血；手术后也很常用。ICU 医护人员将患者的血压保持在一个很窄的范围内，以防止高血压导致新的、脆弱的切口被撑开。

如果血压过低，患者的器官就无法获得正常运作所需的氧气。这会损害器官并可能导致死亡。为了提高血压，可使用血管活性药物收缩血管或增强心脏泵血能力。这些药物也被称为血管加压药或升压药，例如去甲肾上腺素和多巴胺。它们用于危重患者且需要中心静脉通路才能安全给予。使用这些药物时，动脉导管是首选，因为它可以显示实时血压。这可以让 ICU 医护人员知道是否需要调整血管加压药的剂量以达到合适的血压水平。

一般来说，血压控制目标是保持患者的平均动脉压（MAP，显示器中的最高血压值和最低血压值右侧的数字）大于 65 mmHg。这是将血液输送到器官所需的压力。如果平均动脉压保持在 65 mmHg 以下，则需要增加血管加压药的剂量。然而，药物的有效剂量也有上限，如果达到第一个药物的最大有效剂量，可能会添加其他血管加压药。不幸的是，当需要更多的血管加压药时，患者康复的机会变得更加渺茫。随着患者病情好转，只要平均动脉压大于 65 mmHg，就可以逐步停用这些药物。

# 镇静：使患者镇定

患者可能会因疾病、入住 ICU 以及改善病情所需的治疗而感到焦虑和痛苦。镇静药不仅有助于让患者平静下来，而且还能使 ICU 治疗更有效。

医护人员使用哪种药物取决于患者需要的镇静程度。镇静水平分为轻度、中度、深度和全身。全身镇静仅在手术室使用，因此 ICU 中的最高镇静水平是深度镇静。

### 轻度镇静：减轻焦虑

轻度镇静用于焦虑患者。在使用药物之前，ICU 医护人员应先尝试所有其他放松策略。根据导致焦虑的原因，这些患者通常会服用抗焦虑药或镇痛药来放松。

医护备注

■ 家人对安抚焦虑的患者很有帮助。专注于呼吸、整理他们的空间，通过说"你做得很好"来支持患者，推拿、听音乐、交谈、看图片、牵手、玩视频游戏、打电话等都是受欢迎的。

■ 鼓励你所爱的人专注于做一些对他们有益的事情。如使用激励式肺活量计；让患者做一些物理治疗或职业治疗练习；让护士陪患者散步等。

■ 如果患者在家服用了缓解焦虑的药物，或者使用了可以帮助缓解焦虑的方法，请告知护士。

■ 如果患者吸烟，请告知护士。尼古丁贴片可能有助于缓解焦虑。

## 中度镇静：在操作过程中使患者放松

在痛苦或不适的操作过程，如支气管镜检查中，中度镇静效果最好。这也被称为清醒镇静。

中度镇静可由不同的药物实现。常见的药物组合是使用阿片类药物（通常是芬太尼，用以减轻疼痛）和苯二氮䓬类药物（通常是咪达唑仑，用以防止对事件的记忆和焦虑）。患者可以自主呼吸，但也需要配备急救设备，以防万一。医疗团队在操作过程中和操作后需要密切关注患者及其生命体征。

医护备注

■ 由于其中一些操作是无菌的或观看时可能引起不适，所以家属可能会被要求在外面等待。

■ 患者在 1 小时内可恢复到操作前的状态。

## 深度镇静：长时间治疗期间的放松

深度镇静可用于许多危重疾病，如严重脑部、心脏或肺部问题的患者。由于这些问题会降低患者的呼吸能力，因此需要气管插管。这种由管子、呼吸机提供的辅助呼吸以及治疗这些疾病所需的疗法可能会让人不适。深度镇静可以通过放松患者并降低记忆能力来减轻这种不适。实现深度镇静的常用药物是丙泊酚。需要注意的是，丙泊酚不能预防疼痛。因此，如果患者感到痛苦，可能需要服用镇痛药。

根据深度镇静的原因，患者通常在昏睡中仍然会对护理人员做出回应。医疗团队应使用最少的镇静药使患者感到舒适，并使治疗有效。过量的镇静药会导致患者血压过低，并延长患者在 ICU 停留的时间。有关减少和停用镇静药的详细信息，请参阅第九章镇静相关部分。

医护备注

■ 有些患者在深度镇静下声称他们可以听到周围发生的事情。这些患者在这段时间里喜欢家人与他们交谈、牵手、听音乐等。为了自己的安全，请务必如实报告给护士。

右美托咪定是一种温和的镇静药，在许多情况下都很有用。它可以减轻焦虑，也不会降低呼吸能力。使用这种药物时，患者可以保持清醒且反应迅速。因此，可以给没有行气管插管的患者使用该药物。此外，当与深度镇静所需的其他药物一起使用时，右美托咪定可以降低其他镇静药的需求量。然而，它可能会降低血压和心率。医疗团队需要密切关注这些药物的作用，并在必要时进行调整。

氯胺酮是一种用于深度镇静和缓解疼痛的药物。它对呼吸或血压没有负面作用，但高剂量使用时会引起幻觉。ICU 医护人员尽量通过降低药物剂量来避免这些问题。氯胺酮与其他镇静药联合使用也可以降低患者所需的镇静药的总量。

# 肌松:防止患者对抗自己

ICU 患者有时会反抗有助于挽救他们生命的疗法。虽然患者不是故意的,但 ICU 医护人员需要防止他们干扰治疗。帮助这些患者的最好方法是使用暂时使其肌肉麻痹的药物。这是可逆的,并且可以挽救生命。

例如,患者可能通过咳嗽或试图自主呼吸来阻止呼吸机提供足够的氧气。这被称为与呼吸机对抗或不同步。这会使治疗效果不佳。患者暂时麻痹后,呼吸机能够不间断地提供适量的氧气以打开患者的肺部。

第一步是使患者处于深度镇静状态,以确保他们对暂时肌肉麻痹没有意识。然后注入肌松药,如顺式阿曲库铵。给药剂量不要太大,因为这会削弱他们的肌肉力量,使他们在 ICU 的停留时间更长。通常 48 小时后停用肌松药,药效会自然消退。如果确保患者安全,则可以减少镇静药的使用。

为了确保正确使用药物进行肌肉麻痹及镇静,可以使用两种工具。

第一种是脑电双频指数监测(bispectral index monitoring,BIS)。它会测量患者的脑电波,以确保他们对肌肉麻痹没有意识。BIS 值与患者脑活动量相匹配。随着患者进入深度镇静,BIS 值降低,因为脑活动减少。清醒患者的 BIS 值接近 100,而镇静目标范围为 40～60。护士会调整镇静药的剂量,直到患者的 BIS 值处于这个范围内。

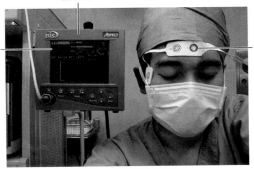

**图 5.2 脑电双频指数监测**

脑电双频指数监测患者的脑活动。通常在给予镇静药和肌松药时使用。

另一种工具是四个成串电刺激(train of four),通过向面部、手部或踝部神经发送 4 个小的电脉冲来测量肌松药对患者的影响。对于未使用肌松药的患者,这些电脉冲会引起 4 次小肌肉抽动。随着给予更多药物,抽动的次数减少。目标通常是 2～3 次抽动。护士可通过调整肌松药剂量以实现这一目标。

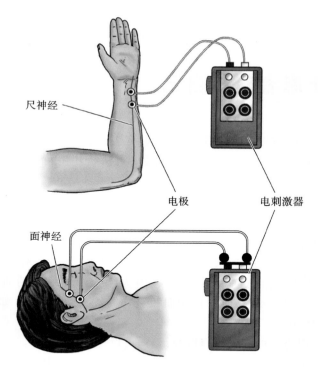

**图 5.3    四个成串电刺激**

4 个成串电刺激测试患者对肌松药的反应。电极可以放置
在前臂、眉毛或踝部。

# 第六章

## 实验室检查

### 如何读懂实验室检查

所有重症监护室（ICU）都要进行抽血检测，这些检测被称为实验室检查或血液检测。实验室检查是反映患者病情的重要工具之一。至少每晚都要进行 1 次实验室检查。两项标准检查即全血细胞计数和基本生化组合，需要大约 1 汤匙的血液。全血细胞计数可以显示每种类型血细胞的数量。基本生化组合显示目前肾功能、血糖和电解质的情况。如果患者病情不稳定或有某些特殊情况，则需要更频繁地进行这些实验室检查和其他项目检测。

医护备注

■ 如果医疗团队不得不反复对你或你的亲人进行抽血，最好要求使用一种更可靠（也不那么痛苦）的抽血方法，例如经外周置入中心静脉导管（PICC）。

■ 如果有一个通常最容易抽血的部位，请告知护士。

■ 患者饮水越多，抽血就越容易。此外，如果患者绷紧肌肉并热敷抽血部位，也很有帮助。

## ▌实验室检查可以告知患者的哪些信息

本部分解释了对于不同的疾病而言哪些检查是重要的。患者的血液提供了有关其身体情况的线索。通过追踪血液样本提供的线索，ICU 工作人员可以判断患者病情的发展方向。

请记住，根据单次的实验室检查指标无法判断患者病情是好转还是恶化。随着时间的推移，ICU 团队会综合考虑所有的动态实验室检查、用药、影像学检查情况和患者的其他症状，更全面地了解病情。为了做到这一点，实验室检查会不断重复进行以观察疾病的进展。

以下是血液检查能够提供的信息。这也指导了 ICU 医护人员怎么在实验室检查结果中寻找有用的信息。重要的是，有许多条件可以改变实验室检查结果，并且对相同的实验室检查结果也可以有不同的解释。以下是一个通用指南，以便患者和家属可以知道哪些实验室检查对于患者的特定疾病是重要的。

医护备注

■ 始终将当前的检查结果与之前的结果进行对比，并思考两次检查之间患者发生了什么变化。

■ 每个人的正常值可能有所不同，因此将实验室检查的结果与患者的正常值进行比较很重要。

# 疾病及其相关实验室检查

## 出血

■ 血红蛋白
  ● 血液中携带氧气和二氧化碳的部分。
  ● 较低的结果可能表明出血。
  ● 输液可以稀释血红蛋白，使其看起来虚低（稀释）。
  ● 全血细胞计数的一部分。
■ 血细胞比容
  ● 血液中红细胞的百分比。
  ● 较低的结果可能表明出血。
  ● 可能因为输液被稀释，使其看起来虚低。
  ● 全血细胞计数的一部分。
■ 血小板
  ● 机体止血的方式。
  ● 较低的结果意味着患者更容易出血。
  ● 感染可能使之降低。
  ● 全血细胞计数的一部分。
■ 凝血酶原时间（PT）
  ● 血液开始凝结所需的时间。
  ● 数值越高意味着凝血时间越长，因此患者更容易出血。
■ 国际标准化比值（INR）
  ● 衡量患者与正常人相比的凝血速度。
  ● 数值越高意味着凝血时间越长，患者更容易出血。
  ● 可用于评估患者对抗凝剂华法林的反应。
■ 部分凝血活酶时间（PTT）
  ● 血液开始凝结所需的时间。
  ● 数值越高意味着凝血时间越长，因此患者更容易出血。
  ● 可用于评估者对肝素（一种抗凝剂）的反应。
  ● 如果患者连续使用肝素，则需要每 6 小时进行 1 次这项实验室检查。ICU 医护人员根据数值来调整肝素用量。

## 感染

■ 白细胞（WBC）
  ● 身体抵抗感染的方式。
  ● 较高的数值可能意味着感染。
  ● 如果白细胞计数很高，ICU 医护人员会尝试找出血液或其他体液（培养物）中是否存在感染。
  ● 全血细胞计数的一部分。
■ 培养物
  ● 提示采集样本的部位是否存在感染。
  ● 可以检测血液、尿液、痰液（来自肺部）、伤口或其他体液。
  ● 需要培养超过 24 小时才能显示是否存在细菌。
  ● 提示哪种药物可以消灭感染。

## 肾脏损伤

■ 肌酐
  ● 一种需要通过肾脏从血液中去除的物质。
  ● 含量越高，表明肾功能越差。
  ● 基本生化组合的一部分。
■ 电解质
  ● 使身体正常工作的矿物质。
    ○ 比如钾、镁和钙。
  ● 含量受到肾脏调节。
  ● 过高或过低都会导致心律不齐。
  ● 如果含量低，ICU 医护人员可以给患者补充。
  ● ICU 医护人员会对高水平的电解质进行药物治疗，也可能会建议透析（使用机器过滤电解质）。
  ● 基本生化组合的一部分。

## 肝脏损伤

■ 天冬氨酸氨基转移酶（AST）
  ● 在肝脏中发现的一种酶。
  ● 较高水平可能表明肝脏受损。
■ 丙氨酸氨基转移酶（ALT）
  ● 在肝脏中发现的一种酶。
  ● 较高水平可能表明肝脏受损。
■ 胆红素
  ● 红细胞分解后产生的一种化学物质。
  ● 较高水平可能表明肝脏受损。

## 心肌损伤

■ 肌钙蛋白
- 心肌受损时从心肌释放的化学物质。
- 较高水平可能意味着心脏压力大或心肌受损。
- 通常在怀疑心脏病发作时进行测量。
- 如果这种化学物质的含量高于正常水平,通常需要每隔几小时监测一次,直到其水平降低。如果水平升高,这可能意味着正在发生新的损伤。

■ B型脑利尿钠肽(BNP)
- 一种当心脏房室充盈过多血液时水平会升高的化学物质。
- 较高水平可能表明心力衰竭。

## 糖尿病

■ 糖化血红蛋白
- 一种提示过去3个月血糖水平的化学物质。
- 水平升高会增加患糖尿病的可能性。
- 多次水平升高表明患者患有糖尿病。
- 较高水平会增加糖尿病负面影响的风险。

## 其他实验室指标

■ 乳酸
- 当组织无法获得氧气时产生的一种化学物质。
- 水平升高表明组织中的氧气不足。
- 低血压或感染可以使其水平升高。

■ 动脉血气
- 可以反映许多信息的一个复杂的实验室检查项目。
- 评估肺部和肾功能。
- 提示患者血液中的氧气含量。
  - 正常氧分压为 80～100 mmHg。
- 提示患者血液中的二氧化碳含量。
  - 正常二氧化碳分压为 35～45 mmHg。

# 第七章

## 重症监护室中患者常见的并发症

### 谵妄、约束和压力性损伤

## 谵妄：患者出现精神错乱

在重症监护室（ICU），患者很难保持头脑清晰专注。病痛的折磨、无休止的治疗以及陌生的环境带来的压力都会使患者的意识变得模糊。此外，患者的睡眠经常被打断，随着时间的流逝，记住日期和时间都会变得很困难。更糟糕的是，镇静药和阿片类药物的使用也会引起患者意识错乱。这些干扰都可能导致谵妄，许多患者在 ICU 中都会有这种经历。

谵妄是精神敏锐度（患者理解自己所在位置和正在发生的事情的能力）的突然变化，对周围环境的感知力降低，集中注意力、说话、思考或记忆的能力下降。患者的行为也可能发生变化，可能变得更加活跃（不安或激动），也可能活跃度降低（困倦或发呆），要么在两者之间交替。患者在入住 ICU 后一两天就有可能会出现谵妄。谵妄的程度通常在白天发生变化并且在晚上最常见。例如，患者可能夜里出现谵妄，但在早上就恢复到正常的精神状态。

医护备注

■ 如果你的家人出现行为异常，请立即告知医疗团队。医疗团队可能会要求你描述他们的日常行为方式。

■ 患者行为突然改变的另一个原因可能是脑损伤，称为卒中。请参阅"患者可能出现卒中（卒中代码）时的操作"部分以了解卒中的常见症状。

■ 谵妄和痴呆常被混淆。谵妄在一天中会发生变化，并且变化迅速。痴呆很少在行为能力上突然变化，其症状开始时不明显，但逐渐加重。有时，区分的唯一方法是让患者专注于一项任务。谵妄的患者注意力不集中，而痴呆患者可以尝试专注于该任务。患者也可能同时患有谵妄和痴呆。

在 ICU 的所有应激性副作用中，谵妄可能是令家属最不安的。患者似乎无缘无故就变得恐慌，意识模糊或"失控"。他们也可能难以记住细节，看到不存在的事物，或重复无意义的动作。

谵妄通常会随着患者健康状况的改善而好转。令人担忧的是，他们可能需要一段时间才能完全恢复心智，而谵妄也可能会对大脑造成永久性伤害。因此，预防、识别和迅速消除谵妄的诱因非常重要。

预防谵妄的第一步是鼓励患者在白天全天保持活动，并尽可能在夜晚好好休息。患者应该随时可以方便地使用助听器和助视器。应该迅速解决疼痛、口渴、饥饿、焦虑和需要如厕等问题。此外，医疗团队和家属可以共同努力，减少患者对增加谵妄风险药物的需求。例如，用最少的阿片类药物来有效地控制疼痛是一种方法。另一种预防谵妄的方法是创造一个舒缓且熟悉的环境以减少应激。

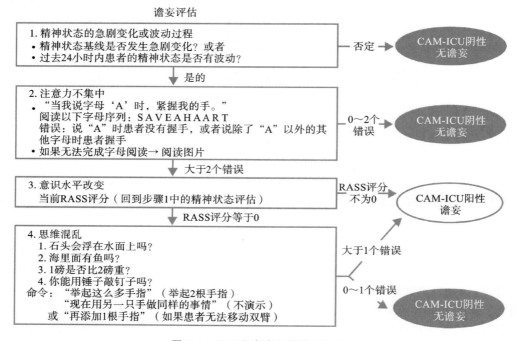

**图 7.1  ICU 患者意识模糊评估法**

ICU 患者意识模糊评估法（CAM-ICU）是用于评估谵妄的工具之一。对于步骤 3，RASS 评分为 0 的患者可以保持冷静和清醒。如果患者比正常状态更活跃或活跃度减低，则不符合 RASS 评分为 0 的标准。

医护备注

■ 谵妄可以由许多因素引起。有时，仅仅是环境的变化就可以引发这种情况。如果你爱的人出现谵妄，不要责怪自己。这不是你的错。

医疗团队会不断观察任何谵妄的迹象。他们经常通过对话和询问患者的姓名、日期和住址来测试患者推理能力、记忆力和精神敏锐度。如果患者感到意识模糊，医疗团队会帮助患者进行调整（提醒他们所在位置、日期等），并努力减少谵妄的任何潜在诱因。

医护备注

■ 告诉患者所在位置、现在的日期和时间，他们在这里待了多久，他们是如何到这里的，当天发生了什么事情，以及明天会发生什么，等等，帮助患者进行调整。

■ 从家里带来照片，让房间更令人熟悉。

■ 白天打开百叶窗,开灯照明。如果可能的话,适量运动(物理治疗师和职业治疗师可以提供建议)。

■ 晚上关上百叶窗,关掉电视,创造一个良好的睡眠环境。如果患者有睡前习惯,家属可以帮助他们完成。褪黑素等助眠剂可以帮助患者入睡而不会引起谵妄。也可以给患者提供耳塞和眼罩。

■ 你可以要求医疗团队尽量让患者在夜间睡眠时受到最小的干扰。但如果你所爱的人病情很重,可能无法完全实现。

■ 如果患者出现谵妄,但被允许进食或饮水,请确保患者完全清醒、坐直并密切监护患者。在没有监护的情况下,不要将食物和饮料放在患者附近。

■ 如果你所爱的人之前有过谵妄,或曾通过饮酒、用药或在家服用任何药物来缓解疼痛或焦虑,请务必告知医疗团队。

■ 请访问 NavigatingTheICU.com 获取更多资源。

# 约束:为了安全而限制活动

由于患者在 ICU 可能会感到意识模糊,因此为了安全起见,他们的行动可能不得不受到限制。使用约束是最后的手段,但不幸的是,这是 ICU 的必要组成部分。对于何时可以使用约束以及何时需要解除都有严格的规定。此外,约束使用记录也受到了密切监控,以确保其适当、安全地被使用。

约束最常用于患者行气管插管时。气管插管会给患者带来不适,患者本能地想要将其拔出。不幸的是,这种情况是非常可怕的。患者在能够自主呼吸之前就拔掉气管插管是一种紧急情况,需要迅速更换气管插管,否则患者可能会死亡。因此,为了保护患者,在医护人员取下呼吸管之前,必须使用腕带进行束缚。腕带是柔软的袖口,套在患者的手腕上,并将其绑在床上。它们限制了手臂活动,使患者无法接触到呼吸管。

使用约束的根本原因是患者可能会对自己造成危险。例如拔出呼吸管等医疗设备,或者试图不安全地下床而有摔倒的风险。这种行为可能是由许多因素引起的,包括疾病、谵妄、痴呆或停药。重要的是,并非所有出现此类情况的人都会受到约束,需要约束的只有那些可能因自己的行为而受到伤害的人。此外,ICU 医护人员在使用约束之前会尝试其他办法来限制这种行为。例如,如果患者试图不安全地下床,护士可以在患者的护理技术人员的帮助下观察患者,或者设置床位警报器,在患者试图起床时通知所有人。只有在所有办法都失败后,才会使用约束。

如果患者需要药物来维持血压,但他们试图拔出静脉输液器,也可能需要约束。可以隐藏管路或用胶带粘住管路,但如果患者继续试图拔管,就有必要进行约束。重要的是,如果患者能够做出治疗决定,他们可以拒绝医疗护理。约束是为那些缺乏决策能力并对自身健康构成威胁的人准备的。

应使用必要的限制性最小的约束来阻止有害行为。手腕约束通常是首选。另一种选择是戴在手上的连指手套,这样患者就无法抓取东西了。如果患者双腿乱动,可以使用足踝固定装置将足踝固定在床上。对于非常焦躁的患者,可以用胸带把他们束缚在床上。

有吐口水、踢人、打人等行为的患者被归类为暴力患者。这是另一类需要进行约束的患者。尽可能尝试各种方法使患者平静下来。有时可以呼叫专门处理这些情况的医疗团队来帮助患者。

医护人员仍会向所有患者提供医疗服务。即使患者出现暴力行为,给药、检查、协助如厕、喂食等护理职责仍会继续进行。护士还会非常小心,以确保约束措施不会对患者造成伤害。一旦不安全行为结束,这些设备就会被撤除。

医护备注

■ 帮助安抚患者,鼓励他们不要拆除医疗设备。

■ 如果你的亲人有不安全的行为(试图下床、拉扯物品等),请告知护士。如果有困扰他们的事物,护士会将其隐藏或让患者暂时远离。

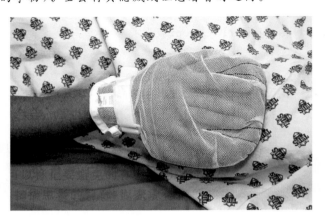

**图 7.2　连指手套约束装置**
对于反复拆除设备的不安全患者,可能需要戴手套。

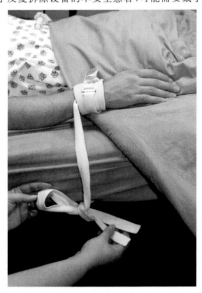

**图 7.3　腕部约束装置(腕带)**
对于反复尝试下床或拆除设备的不安全患者,可能需要使用腕带。使用快解结将患者手腕固定在床上。

# 压疮:因压力引起的皮肤损伤

ICU 患者皮肤损伤的风险很高。他们的皮肤比平时更脆弱,因为他们的进食和饮水减少,并依附于医疗设备,这使皮肤变得干燥。此外,缺乏运动或血压降低时,皮肤的血流量也会减少。

当皮肤被夹在患者的骨骼和物体之间时,其供血就会停止。最终,这些软组织会坏死。这被称为压力性损伤、褥疮或压疮。如果脂肪或肌肉受到挤压,也会坏死。

ICU 患者长时间卧床,这使得床面成为压力来源的常见因素。压疮通常出现在床与骨骼区域的交界处,如尾骨、臀部、脊柱、足跟或后脑勺。此外,医疗设备,如饲管或导线,也可能导致压疮。

ICU 医护人员试图阻止压疮的发生。他们使用泡沫垫覆盖常见的会挤压皮肤的骨骼区域,并频繁进行皮肤评估。如果可能的话,医疗设备会被包裹、改变位置以减小对皮肤任何一个区域的压力,并定期监测是否出现皮肤破裂的迹象。护士每隔 2 小时在床上改变患者的体位,以避免长时间的挤压。枕头可以用来使足跟和肘部抬离床垫。应尽快开始补充营养,让患者下床和锻炼。

尿失禁产生的水分也会使皮肤脆弱,增加压疮的风险。预防这种情况的方法包括使用内部或外部导尿管以减少皮肤与水分的接触,失禁后用清洁剂轻柔地清洁皮肤,并涂抹防护霜以保护皮肤免受体液的侵害。

压疮只需要大约 2 小时的恒压就能形成。如果压力持续下去,情况可能会变得更糟。压疮可以被划分为 1～4 期。

1 期:皮肤(表皮)上出现红斑或变色斑点,按压后不会变白。

2 期:皮肤出现水疱或破损。

3 期:脂肪组织外露,但不可见骨骼或肌肉。

4 期:骨骼或肌肉外露。

一旦发现压疮,ICU 团队就会为伤口提供护理。可能需要一位专门处理伤口并提供治疗的护士。该护士对伤口情况进行评估、推荐最佳护理方法并定期复诊以了解其进展。这些伤口愈合缓慢、容易受到感染,因此需要给予特别护理。

医护备注

■ 如果你看到任何红色或变色的皮肤,或者患者躺在医疗设备上,请告知护士。

■ 如果患者出现尿失禁,请要求护士提供外部导尿管和防护霜,以帮助保护皮肤免受损伤。

■ 询问护士你是否可以轻柔地将乳液涂在患者身上。

■ 鼓励患者在床上翻身。

■ 鼓励患者通过物理治疗和职业治疗进行锻炼。

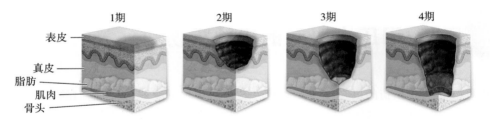

**图7.4　压疮分期**

　　压疮不同分期取决于受损组织。护士或伤口护理护士需要将其与其他类型损伤相鉴别,例如深部组织损伤。

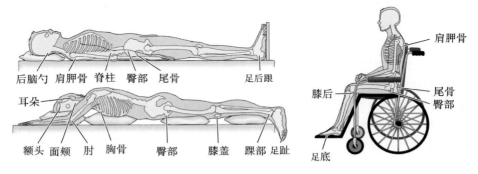

**图7.5　常见压疮部位**

　　有许多部位可能发生压疮,但最常见于骨性区域。这些区域加垫并改变体位有助于避免这些伤害。

# 第八章
# 常见问题的治疗
## 体温、肾脏和呼吸问题

 体温

## 降温治疗

患者可能因不同原因发热。通常,发热有助于身体抵抗感染,是有益健康的。脑损伤和一些药物也可能引起发热。如果体温过高,可能会产生损害。例如,发热会使心率加快,对心脏和肺部造成压力。如果体温过高,可能会发生脑损伤。如果患者体温过高,重症监护室(ICU)的医护人员会使用不同的工具来降低患者体温。

根据 ICU 的情况,发热通常在 38.3 ℃ 以上时进行治疗。对乙酰氨基酚(泰诺)具有退热作用,有时候仅用该药物就够了。冰袋和凉毛巾也可以很好地发挥作用,特别是放在颈部、腋窝或腹股沟的动脉附近时。护士也可以用凉水给患者擦身。

当降温困难时,可以使用专用工具。一种是冷却毯,是一个有冷水流的垫子。将这种毯子放在患者的身体下面或覆盖在身体上,以降低他们的体温。或者使用冷却毯包裹患者的腿部和躯干以降低温度。另一种选择是对患者进行体内降温。在这种情况下,将带有小球囊的中心静脉插管插入静脉。然后将中心静脉插管连接到冷却机上,通过球囊循环冷却液以降低发热程度。所有这些设备都预设温度,并连续监测患者的体温。

医护备注

■ 另一种退热的方法是把毯子从患者身上拿开,打开空调。在添加或移除毯子之前,请询问护士。

### 升温治疗

许多疾病会减少血流量，导致患者感到寒冷。此外，手术室要保持低温，以防止细菌滋生。因此，患者通常在手术后到达 ICU 时会因体温较低而感到寒冷。

为了让寒冷的患者保暖，可以调高室温并盖上温暖的毯子。充气式升温毯（Bair Hugger）也非常有效。这是一种加热毯，可铺在患者身上，内部有温暖的空气循环。

# 肾脏

## 血液透析和连续性肾脏替代治疗

肾脏（泌尿系统）有几个重要功能，它通过过滤掉正常生理功能产生的代谢废物来清洁血液。这种代谢废物以尿液的形式离开身体。肾脏还能保持体内适量的液体量，通过改变尿量维持平衡。肾脏还能维持血液中适量的电解质（钾、镁、钙等）。这些矿物质的平衡是身体工作所必需的。肾脏可将多余的电解质过滤到尿液中。通过清洁血液、平衡体液水平、维持适量的电解质，肾脏对整个身体的运作起着重要作用。不幸的是，肾脏可能会受到许多疾病和药物的损伤。肾脏可能以三种方式受到损伤：肾脏血流量低（例如，低血压或肝病），肾脏本身受损（例如，有毒化学物质或新型冠状病毒），或阻塞导致尿液无法排出体外（例如，前列腺增大或肾结石）。

当某些东西对肾脏造成新的损害时，这种情况被称为急性肾损伤或肾衰竭。急性肾损伤后，肾脏功能不佳。代谢废物、液体和电解质在体内积聚，因为它们无法被过滤到尿液中。最终，这会干扰身体正常运作的能力。

例如，血液中钾的增加可以导致心搏骤停。当体内有更多的液体滞留，就会出现其他问题。身体肿胀，呼吸变得越来越困难。这些患者出现了"液体超负荷"情况。为了帮助预防这些问题，ICU 团队会持续复查肾功能。

肾功能是通过产生的尿液量和血液中的肌酐水平（肾脏排出的代谢废物）来衡量的。急性肾损伤通常是造成肌酐水平升高而尿液减少的原因。然后，ICU 团队会试图逆转这一诱因。希望这可以防止肾脏持久性损伤。

如果损伤严重，ICU 团队将建议透析。透析仪是一种类似肾脏的机器。它可以清洁患者的血液，排出液体，平衡电解质。透析通常每周安排 3 次，每次持续约 3 小时。不幸的是，血液透析会导致危险的低血压。如果患者已经有低血压问题，ICU 团队可以选择连续肾脏替代疗法。血液透析和连续肾脏替代疗法都能起到类似肾脏的作用，连续肾脏替代疗法是血液透析的一种温和形式。一旦连续肾脏替代疗法启动，它就会持续运行。然而，连续肾脏替代疗法仍然会导致低血压。若出现血压降低，该疗法可能必须暂停，直到血压恢复正常。

这些治疗都需要建立自己的中心静脉通路，允许大量血液进出机器。该血管通路插入腹股沟、胸部或颈部。专业透析护士进行血液透析，而 ICU 护士进行连续肾脏替代疗法。ICU 团队每天跟踪记录患者肾功能情况，以确定是否可以停止血液透析或连续肾脏替代疗法。

医护备注

■ 如果你的亲人有肾脏损伤,ICU 团队可能会限制他们的饮水量。这是为了防止体内液体积聚。有关如何缓解口渴的建议,请参阅"禁食禁饮——不经口进食(NPO)"部分。

■ 肾损伤患者需要低盐和低电解质的特殊饮食。这是为了减少这些矿物质在体内的积聚。

■ 这些治疗需要知情同意。

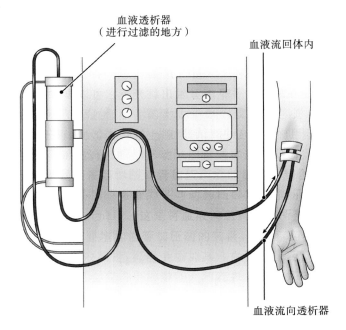

**图 8.1　血液透析**

当肾脏严重受损时,需要进行透析以清洁血液和排出体内的
液体。透析可能需要单独的中心静脉通路。

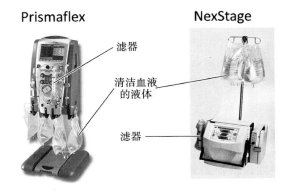

**图 8.2　连续肾脏替代疗法机器示例**

连续肾脏替代疗法是一种针对低血压患者的透析
方法。这类机器日夜清洁血液并排出体内的液体。

# 呼吸

## 呼吸基础知识

呼吸有两个重要功能。首先，患者需要吸入氧气才能使器官正常工作。其次，他们需要呼出器官的"废气"，即二氧化碳。

如果患者不能呼出足够的二氧化碳，他们可能会变得意识模糊、困倦，甚至停止呼吸。为了使身体正常运作，肺部必须能够吸入氧气（氧合）并呼出二氧化碳（通气）。

ICU 团队持续监测患者体内氧气含量。这是通过一种被称为脉搏血氧仪的工具完成的，脉搏血氧仪通常包裹在患者的手指上并发出红光。它可以读取患者血液中的氧气量，称为血氧饱和度。如果血氧饱和度低于 92%，ICU 团队可能会让患者吸氧。查看患者二氧化碳水平的唯一方法是采集血样。这种测试被称为动脉血气分析，在实验室检查中有描述。

当患者呼吸困难时，需要采取两种措施。首先是通过提供氧气和必要的通气来帮助患者呼吸。其次是找出患者呼吸困难的原因并解决该问题。患者呼吸困难的原因有很多，ICU 团队将向患者和家属详细说明这些原因。以下内容解释了 ICU 团队帮助患者呼吸的方式。

医护备注

■ 如果患者的氧气水平下降，则称为缺氧。

■ 一些患者的血氧饱和度低于 92% 是可以的。如果担心的话，你可以咨询护士了解你的亲人所需的血氧饱和度。

## 改善呼吸的第一步

如果患者呼吸困难，改变他们在床上的姿势会有所帮助。平躺或在床上低头垂肩时呼吸会更加困难。因此，提高他们氧气水平的一个快速方法是让他们坐起来。疼痛和焦虑也会导致呼吸困难。医护人员试图在不使用药物的情况下减少这两种情况。但是，如果患者的氧气水平过低，可能需要药物治疗才能使患者正常呼吸。

医护备注

■ 如果疼痛和焦虑构成问题，请参阅"非药物性疼痛管理"和"轻度镇静：减轻焦虑"部分，以获得帮助你的亲人改善呼吸的建议。

如果患者只需要吸一点氧气，ICU 医护人员可以使用鼻导管。这种细管位于患者鼻子下方，它提供少量氧气（每分钟 1～6 L）。提供多少氧气取决于保持患者血氧饱和度大于 92% 所需的量。

随着氧气供应量的增加，患者的鼻子和喉咙可能会变干。可以使用适配器向通过鼻导管的空气中添加水分。此外，如果导管导致皮肤发红或耳朵疼痛，护士可以提供护耳器以防止皮肤损伤。

医护备注

■ 如果你的亲人喜欢用嘴呼吸，鼻导管就不那么有效了。试着专注于通过鼻子呼吸,特别是当你注意到氧气水平下降时。

■ 如果患者的鼻子变干,就向护士要一个加湿器。

■ 激励式肺活量计也可以帮助增加氧气水平。请询问护士这是否适用以及如何使用。

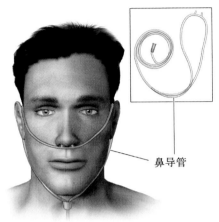

鼻导管

**图 8.3　鼻导管**

治疗低氧水平时,使用鼻导管通常是第一步。加湿器和护耳器可以提高舒适度。

## 非重复呼吸面罩:快速提高氧气水平

非重复呼吸面罩是一个面罩,与下面的充氧袋相连,覆盖口腔和鼻子。它之所以被称为非重复呼吸面罩,是因为当患者呼气时,二氧化碳会流出面罩外。然后面罩从连接的袋子中充满氧气。每分钟大约有 15 L 的氧气流入面罩。

非重复呼吸面罩通常用于手术室患者和突然需要更多氧气的患者。快速设置很容易,但这并不是提供大量氧气的最佳方式。因此,在进行更有效的氧气疗法之前,这通常只是暂时使用。

医护备注

■ 如果患者需要相比鼻导管更多的帮助,可以建议他们使用文丘里面罩。这是一种可以提供 25%～60% 氧气的面罩,相比非重复呼吸面罩能佩戴更长时间。

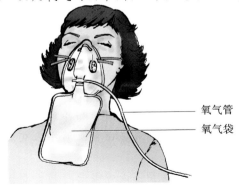

氧气管

氧气袋

**图 8.4　非重复呼吸面罩**

非重复呼吸面罩通常是短期提高患者氧气水平的方法。

## 持续气道正压通气和双水平气道正压通气：治疗睡眠呼吸暂停或呼吸困难的高级辅助手段

如果较少的氧气不能提供足够的支持，ICU 医护人员可以使用持续气道正压通气来帮助患者。持续气道正压通气的机器连接到覆盖鼻、鼻和嘴巴或整个面部的面罩上。它通常用于帮助预防睡眠呼吸暂停引起的损伤。睡眠呼吸暂停是一种严重的疾病，患者在睡眠期间长时间停止呼吸。这会导致肺部的小气道塌陷，导致低氧水平。持续气道正压通气不断将空气推入肺部，帮助防止这些小气道塌陷。该机器还可以为呼吸困难伴有睡眠呼吸暂停的患者提供更高百分比的氧气。

双水平气道正压通气可以提供更多帮助。虽然持续气道正压通气提供恒定的压力，但双水平气道正压通气以两种不同的水平将空气推入肺部。双水平气道正压通气的机器可以感知吸气和呼气。吸气时，它会以更高的压力推动；呼气时，它会降低压力。这有助于保持肺部的小气道开放，比持续气道正压通气更舒适。如果需要，双水平气道正压通气还可以提供更高百分比的氧气。

双水平气道正压通气还有一个重要作用：它可以帮助患者呼出更多的二氧化碳。压力越高，患者呼吸越深，然后可以呼出更多的二氧化碳。因此，双水平气道正压通气可以帮助患者吸入更多氧气，呼出更多二氧化碳。由于具备这些功能，它可以帮助严重呼吸困难的患者。然而，如果需要更多帮助，则要插入呼吸管。

持续气道正压通气和双水平气道正压通气通常在患者睡觉时进行，但如果需要，也可以全天佩戴这种通气装置。不幸的是，长时间佩戴可能会引起不适。加压空气会使患者口腔干燥，将面罩绑在头上可能会让患者感到不舒服。面罩也会带来困扰，因为通过面罩说话很困难，必须取下面罩才能吃喝，面罩周围可能会产生小的漏气，从而引发警报。

令人担忧的是，患者可能会因为这些问题而错误地摘下面罩，进而危及生命。氧气含量迅速下降，患者可能死亡。那些有严重呼吸问题的人需要戴面罩，如果需要休息，请提醒医护人员。呼吸治疗师和护士会不断调整此设备，以确保其适用于患者。

### 医护备注

■ 在摘下面罩之前，先通知护士或呼吸治疗师！

■ 在治疗期间进食或饮水时要小心。如果食物或饮料留在患者的口腔中，来自机器的压力可能会将其推入肺部。这种吸入会导致严重的肺部感染。

■ 润唇膏可以防止口唇干燥。

■ 如果不舒服，可以尝试其他呼吸设备或面罩型号。询问呼吸治疗师是否有其他选择可用。

■ 如果你有睡眠障碍，可尝试使用褪黑素和耳塞等助眠工具。

■ 如果你想说话，通过手机短信或在白板上写字来交流可能会更容易。请询问护士是否有此类设备可用。

■ 如果你长时间戴面罩，请向护士或呼吸治疗师索要面部衬垫物。这将保护你的皮肤。

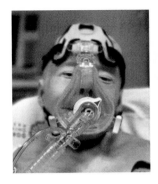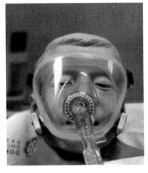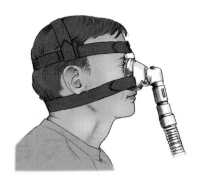

**图 8.5　持续气道正压通气和双水平气道正压通气的面罩类型**

持续气道正压通气和双水平气道正压通气用于帮助治疗睡眠呼吸暂停和严重的呼吸问题。使用不同尺寸或类型的面罩可能使治疗更舒服。

# 高流量鼻导管：治疗呼吸困难的高级辅助手段

高流量鼻导管，也被称为加热湿润高流量疗法，是一种细管，可通过鼻腔输送精确百分比和流量的氧气。流动时，氧气百分比可以为 21%（常规空气中氧气量）到 100% 不等，速度可以设置为 5～70 L/min。它也可以帮助排出二氧化碳，但效果不如双水平气道正压通气。但是，这种方法长时间使用更舒适。高流量鼻导管可用于帮助严重呼吸困难的患者。如果这种疗法不能提供足够的氧气，可能需要口插呼吸管。

令人担忧的是，高流量鼻导管没有报警装置，患者有时会错误地将其移除。这可能危及生命，患者可能因此死亡。如果出于任何原因需要休息，患者或家属应提醒护士或呼吸治疗师避免危险情况。

医护备注

■ 在摘下高流量鼻导管之前提醒护士或呼吸治疗师！

■ 试着专注于通过鼻呼吸，特别是当你注意到氧气水平下降时。

■ 请询问护士是否可以进食和饮水。高流量会增加窒息的风险，进食时可能必须降低流量以确保安全。

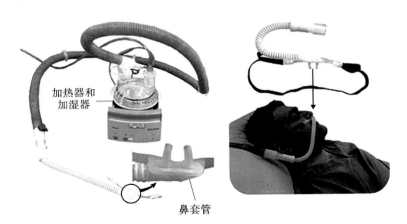

加热器和加湿器

鼻套管

**图 8.6　高流量鼻导管**

高流量鼻导管有助于缓解严重的呼吸问题。

### 呼吸机：全面辅助呼吸

呼吸机或机械通气在每个 ICU 都很常见。呼吸机或通气口被设定为可适应患者的呼吸需求。呼吸机有许多不同的设置选项，但是主要的出发点是确定呼吸机是帮助患者开始呼吸还是辅助患者已开始的呼吸。医疗团队可以调整的其他选项包括呼吸频率、氧气百分比以及肺通气的压力和容积。

将患者通过呼吸管或气管插管与呼吸机相连接。呼吸管或气管插管通过口腔插入声门或气管。管道底部有一个充气环或球囊，可以将管子固定在体内适当的位置。管子固定在贴在患者脸颊的贴纸上。

医护备注

■ 家庭通常将气管插管和呼吸机视为生命支持。但是，ICU 中的许多其他疗法也应被视为生命支持。提高血压的药物和帮助维持身体功能的机器都应包括在其中。

■ 若你或你爱的人不想要呼吸管，这种选择被称为不插管。在这种情况下，前面提到的呼吸疗法可用于帮助呼吸。有关此主题的进一步指导，请参阅"治疗目标"部分。

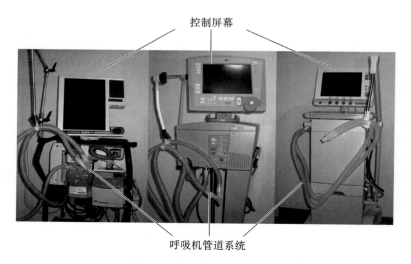

控制屏幕

呼吸机管道系统

**图 8.7　人工呼吸器（呼吸机）**

呼吸机可为患者提供尽可能多的呼吸支持。图中展示了三种不同的呼吸机。每个呼吸机都有一个控制屏幕和连接到患者的管道。

### 呼吸窘迫和呼吸衰竭：当呼吸困难转化为需要气管插管时

呼吸困难的患者正在经历所谓的呼吸窘迫。症状包括感到焦虑或呼吸急促，呼吸迅速（每分钟超过 20 次），不能说出完整的句子，或使用腹部和颈部肌肉帮助呼吸。这些迹象表明，患者正在试图逆转体内的低氧或高二氧化碳水平。

当患者无法吸入足够的氧气时，呼吸窘迫会变成呼吸衰竭。如果患者无法呼出足够的空气，导致二氧化碳积聚，也会发生呼吸衰竭。例如，患者在疲劳时会快速呼吸很长时间。当这种情况发生时，他们吸入的氧气减少、呼出的二氧化碳减少，使情况变得更糟。最终，患者停止呼吸。

如果患者停止呼吸,大脑、心脏和其他器官就会因缺氧而受损。这种损害可能很快就会发生。因此,避免患者呼吸中断非常重要。如果呼吸窘迫患者看起来很累,医疗团队会讨论气管插管。尽管气管插管可能会让家属感到不安,但气管插管意味着患者更安全,使 ICU 团队能够更好地控制危险情况。

医护备注

■ 医疗团队可能会在患者呼吸衰竭之前决定进行气管插管。这避免了紧急情况和呼吸衰竭造成的任何损害。

■ 医疗团队可能会对无法唤醒的患者进行气管插管。这些患者可能会停止呼吸并因缺氧而受损。呼吸管将确保他们可以接受氧气。

## 气管插管:插入呼吸管

呼吸管是通过气管插管程序置入的。首先,给患者提供 100% 的氧气。这是用袋阀面罩或 Ambu 袋完成的。这个面罩贴在患者的脸上,连接的氧气袋被挤压。通过输送氧气进入肺中来帮助呼吸困难的患者。然后,ICU 医护人员使用镇静药进行临时性镇痛。这些药物使患者感到舒适,并使其躁动最小化,从而可以快速插入呼吸管。一旦就位,它就会被连接到呼吸机上。

通过 X 线检查确认呼吸管的正确位置。鉴于需要快速操作,通常会要求家属在操作过程中在外面等待。

待在插着呼吸管的亲人床边压力巨大。家属可以放心,医疗团队会持续监测这些患者,以确保他们安全舒适。

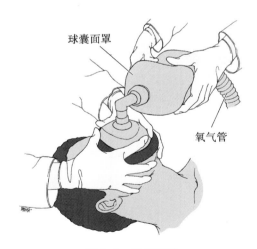

**图 8.8 袋阀面罩**

在插入呼吸管之前,使用袋阀面罩可帮助提高患者的氧气水平。

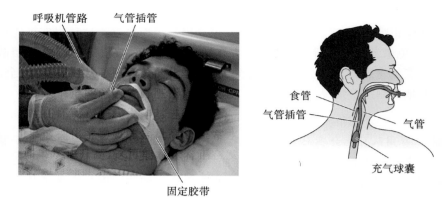

呼吸机管路　气管插管

固定胶带

食管
气管插管
气管
充气球囊

**图 8.9　气管插管 ( 呼吸管 )**

通过气管插管插入呼吸管并用充气球囊固定到位。用管支架或胶带将其固定在面部，并连接到呼吸机上。

# 第九章
# 重症监护室患者必备要领

不同类型的重症监护室(ICU)对患者在康复和预防并发症方面的治疗是相似的。这些治疗可以通过 FASTHUGS BID 中的字母来帮助记忆——饲喂(feeding)、镇痛(analgesic)、镇静(sedation)、预防血栓栓塞(thromboembolic prevention)、抬高床头(head of bed elevated)、预防溃疡(ulcer prevention)、血糖控制(glucose control)、自主呼吸试验(spontaneous breathing trial)、肠道调理(bowel regimen)、留置导管移除(indwelling catheter removal)和抗生素降级(de-escalation of antibiotics)。一些医院可能使用了与 FASTHUGS BID 不同的名称,但所有 ICU 都会使用上述疗法。此外,因为它们对患者的康复具有重要作用,所以每天早上医生都会在查房中对这些主题进行反复回顾。

本章概述了 FASTHUGS BID 和康复过程中的其他 4 个关键部分,包括患者信息板、ICU 日志、拔除呼吸管,以及早期活动。

这些疗法对于所有 ICU 患者来说都很重要。但有些疗法并不适用于某些患者,因此在这些患者中不会使用。例如,如果不需要呼吸管路,也就不会选择相关的疗法。此外,其中一些疗法在本书其他地方进行了更详细的讨论。有关这些疗法的更多信息,请参阅本书其他章节的相关内容。医疗团队也会一如既往地解答患者及家属的任何问题。

## 饲喂:提供营养以帮助康复

食物有助于患者的康复。只要进食是安全的,就应当尽快开始肠内营养。肠内营养可能会因为某些操作或疾病而被推迟。

医护备注

■ 如果患者持续不进食或饮水不足,请告知医疗团队。可能需要提供更多的营养或补充水分。

插有呼吸管的患者也需要接受营养支持。一般情况下,如果需要使用气管插管超过 2

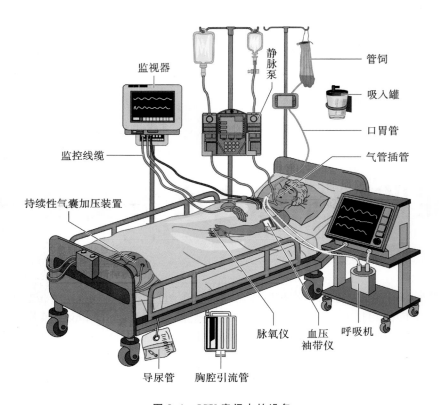

图中标注：监视器、静脉泵、管饲、吸入罐、口胃管、气管插管、监控线缆、持续性气囊加压装置、脉氧仪、血压袖带仪、呼吸机、导尿管、胸腔引流管

**图 9.1 ICU 房间内的设备**

这张图展示了部分疗法。在 ICU 中，根据患者病情的不同可能会配备不同数量的设备。

天，则应该开始肠内营养。当插入呼吸管时，可以在呼吸管旁边放置一根末端在胃内的较小管子。这根较小的管子可以经口或鼻插入，即口胃管或鼻胃管。通过这根管子，患者可以得到液体营养或管饲喂养。它通常是连续运行的，水会不时地进入管子以提供水分。营养师根据患者的需要量身定制其营养摄入量。患者也能通过这个管路接受药物治疗。

口胃管和鼻胃管会增加肺部感染的风险。当液体从胃流出，沿食管向上，进入喉咙后部时，就会发生这种情况。在那里，液体可以向下进入肺部。这就是所谓的误吸。当任何不应该进入肺部的物质进入肺部时，就会发生误吸。可怕的是，误吸可以在没有任何征兆的情况下发生，例如窒息或咳嗽，并且可以引发危险的感染。为了避免这种情况，护士要监测胃内液体的积聚情况，经口吸出积聚的液体，并尽可能抬高床头。

如果医疗团队特别担心误吸问题，可以选择鼻空肠管。它经鼻插入，经过胃，止于刚刚通过胃部的小肠，因此它可以降低误吸的风险。这会阻止液体沿食管向上反流，因此降低了误吸的可能性。与口胃管和鼻胃管相比，鼻空肠管的另一个益处是它导致皮肤破裂的风险较小，可以使用更长时间。

如果患者需要几周以上的管饲喂养，则可以考虑另一种类型的喂养管。经皮内镜胃造口术管（G 管）可通过腹部放置到胃内，空肠造口术管（J 管）正好穿过胃插入小肠，二者可以组合在一个管路中，称为 G/J 管。通过 J 管进行管饲喂养，以防止误吸，而 G 管用来给药。

对于无法通过胃或肠道吸收营养的患者，可以通过静脉输液直接将营养物质输注到患者的血液中,这被称为全肠外营养。它提供了一种复杂的营养混合物,持续地输注到患者体内。

有关不同类型的喂养管,请参见图 4.7。

## ◗ 镇痛:减轻疼痛

患者可能会因医疗设备和疾病而感到疼痛。术后恢复、肺部感染,或者仅仅有一根呼吸管都可能会使患者感到疼痛。不幸的是,疼痛会减慢患者的康复速度,甚至会逆转已经取得的治疗进展。

疼痛管理对每位患者都很重要,包括那些使用呼吸管的患者。ICU 医护人员可使用药物和非药物性工具进行疼痛管理。医疗团队可以根据疼痛等级,或者在患者不能说话的情况下根据不适迹象来改变策略。例如,疼痛可能导致呼吸频率增加、心率加快、血压升高、面部扭曲或肌肉紧张。护士需要经常进行疼痛程度评估。相关详细信息,请参阅第五章中有关疼痛的部分。

## ◗ 镇静:长期治疗期间的放松

许多疾病和手术会引起不适和焦虑。镇静药可以减少这些症状。重要的是,它们还能帮助患者充分放松,使医疗护理发挥作用。例如,在没有镇静药的情况下,患者可能会本能地尝试呼吸,以对抗呼吸机提供的空气。这使得治疗无法帮助患者恢复。镇静可以让患者放松,使呼吸机发挥作用。

大多数呼吸支持患者持续接受镇静药治疗。理想情况下,患者会感到舒适,同时仍能在昏昏欲睡状态下对护理者做出反应。

对大多数患者来说,每天都会有中断镇静。这被称为镇静假或自发觉醒试验。在这段患者比较清醒的时间里,ICU 团队会对患者进行测试,以确保没有发生脑损伤。镇静不会引发脑损伤,但当患者反应较差时,脑损伤更难被发现。镇静假也是一个减少所需镇静药剂量的机会。ICU 的目标是尽可能使用最少的药物,使医疗护理对患者发挥作用。如果患者表现出痛苦的迹象,可能会影响他们的康复,则可以恢复镇静。更多信息请见"深度镇静:长时间治疗期间的放松"部分。

医护备注
■ 如果患者的治疗依赖持续的镇静,可能不会出现镇静假。
■ 有些患者称他们在镇静期间听到并记得一些事情。但大多数患者说他们不记得镇静时发生的任何事情。据住患者的手并与他们交谈可以给患者及家属带来慰藉。但请先向护士咨询,以确保这样做是可以的。

# 预防血栓栓塞：预防血凝块形成

当人们活动减少时，例如许多 ICU 患者，他们的血流速度会减慢。这增加了血细胞黏附在一起并形成血凝块的风险，这些血凝块称为血栓。当这种情况发生在静脉中时，它被称为深静脉血栓。如果血栓栓子被卷入血管并阻断血流，就会变得更加危险，被称为栓塞。当血流被阻断时，堵塞物下游的组织就会坏死。如果栓塞发生在肺部或大脑，可能会威胁生命。

为了预防血栓，会给予患者被称为血液稀释剂或抗凝剂的药物，例如肝素和依诺肝素。它们通常是通过注射到患者的腹部脂肪中发挥作用。另外，小腿按摩器或弹力袜有助于将血液向心脏挤压，防止血液在腿部流速变慢和凝结。按摩器被称为顺序压缩装置，而弹力袜被称为血栓栓塞阻止袜。

尽早下床或活动对于预防血栓形成至关重要。这应该尽快进行，有些医院甚至在拔除呼吸管之前就让患者开始活动。即使不能下床的患者也可以通过物理治疗和职业治疗来进行运动，增强血液流动性。

医护备注

■ 有些抗凝剂需要在手术前停用以防止出血。如果计划进行侵入性手术，请询问医疗团队是否需要在手术前一定时间内停止使用抗凝剂。

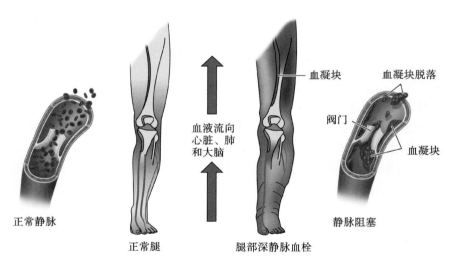

**图 9.2　血栓的危险**

阻碍静脉血流的血栓被称为深静脉血栓。它通常只影响一条腿，这条腿会变得比另一条腿更肿、更疼、更红或更热。深静脉血栓可以脱落并滞留在下游，阻断肺部或大脑的血流，这被称为栓塞。ICU 团队试图通过药物、运动和促进血流的工具来预防这种情况。

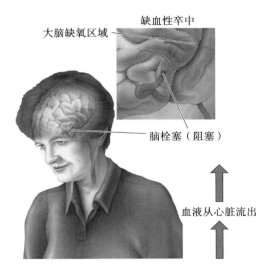

缺血性卒中

大脑缺氧区域

脑栓塞（阻塞）

血液从心脏流出

**图 9.3　血栓造成的脑损伤**

血栓随血液流动到全身。当血栓阻塞了大脑
中的血液流动时，它被称为脑栓塞。这种栓塞会
使下游组织缺乏氧气，从而损伤大脑。由此造成
的脑损伤称为缺血性卒中。

# 抬高床头：预防肺部感染

肺部感染或肺炎会在 ICU 发生。其中一种方式是食物或液体进入患者的肺部，称为误吸。通过确保患者完全清醒、坐姿端正，并经护士批准进食或饮水，可以减少误吸的风险。进食或饮水有困难的患者必须通过吞咽测试。

肺炎对 ICU 患者来说可能会危及生命，特别是对于带呼吸管的患者。这种患者发生的肺炎被称为呼吸机相关肺炎。

预防呼吸机相关肺炎的一个方法是让患者坐起来，抬高床头（大约 30°）。这可以防止胃内容物沿食管反流而导致误吸。这也可以防止唾液和胃内容物积聚在口腔后部而使导致肺炎的细菌滋生并进入肺部。最后，这种体位给 ICU 医护人员提供了一个更好的角度来吸出有害液体。

ICU 医疗团队一直在关注肺炎的迹象，如发热、白细胞计数增加、新出现的咳嗽、痰液增加或颜色改变。呼吸管和患者的口腔都要定期抽吸，以防止液体积聚。然而，为了避免咽喉刺激或出血，可能不会经常给患者吸痰。如果怀疑患者出现肺炎，就要对痰液进行培养，并开始使用抗生素。

# 预防溃疡：预防胃损伤

任何疾病都会导致身体产生应激的化学物质。它们会导致整个身体的损害。ICU 医护人员试图通过减轻应激(使用镇静药、减少疼痛、鼓励运动等)来减少这些化学物质。

身体对应激性化学物质的反应之一是产生更多的胃酸。这可能会破坏胃的保护性内壁,并导致疼痛或溃疡。胃痛和出血可能因此而发生。

为了预防溃疡,需要使用药物来限制胃酸的过度分泌,如泮托拉唑、法莫替丁和硫糖铝。

# 血糖控制：管理血糖水平

血糖,即血葡萄糖,是人体能量的主要来源。适量的血糖水平很重要,因为过高和过低的血糖水平都会对患者产生伤害。血糖水平过低会导致身体停止运作,因为没有足够的能量。但血液中高浓度的葡萄糖会成为细菌的培养基。这增加了感染的风险,也不利于伤口的愈合。

每个患者都会产生的应激性化学物质,会降低身体利用葡萄糖的能力,导致更多的葡萄糖留在血液中。此外,营养成分和一些药物,如类固醇,也可以增加血糖水平。

当患者的血糖水平保持在 $140\sim180$ mg/dL 时,他们恢复最快。这尤其重要,因此需要定期监测血糖水平,有时甚至应每小时监测一次。此外,可能会使用胰岛素来控制血糖水平。这种药物可帮助身体利用血糖。许多在家里没有服用胰岛素或患有糖尿病的患者在医院需要使用胰岛素,医护人员会告知他们在出院后是否需要继续使用胰岛素。

# 自主呼吸试验：测试是否可以拔除呼吸管

在拔除呼吸管之前,患者必须能够安全地自主呼吸。为了测试患者是否能够自主呼吸,ICU 团队会在减少镇静药的用量之后减少呼吸机辅助呼吸的次数,这个测试被称为自主呼吸试验。自主呼吸试验通常在患者只需要约 30% 氧气时进行。

一些医生根据动脉血气分析的实验室指标来决定是否拔掉呼吸管。该指标显示了由患者的呼吸引起的血液中氧气和二氧化碳的平衡。如果自主呼吸试验失败,这个测试将显示低氧水平和高二氧化碳水平。另一些医疗团队会测量肺部强度,以了解患者肺部功能是否太弱而无法在没有辅助的情况下呼吸。一些 ICU 会观察患者是否存在呼吸过快、氧气水平下降、不服从指令或看起来很痛苦的情况,如果出现上述情况,患者可能不能拔除呼吸管。然而,如果不存在这些问题,呼吸管则可以拔除。请参阅"拔管：拔除呼吸管"部分,了解关于拔除呼吸管的相关内容。

# 肠道调理：促进肠道蠕动

许多患者在住院期间会出现便秘。通常情况下,他们的活动量、纤维素摄入量、饮水量都不足,这些都会导致排便次数减少。阿片类药物也会导致便秘。

如果这个问题没有得到解决,患者就会出现不适、恶心和呕吐。如果便秘持续下去,就会影响患者进食,这将减缓康复速度。此外,排便对于清除体内的有毒物质和保持电解质平衡是必要的。因此,保持规律的排便很重要。

ICU 团队可以开具一些通便的药物,包括粪便软化剂、粪便膨胀剂和泻药等以帮助肠道蠕动。如果有必要,可以使用栓剂或灌肠剂等更多立即生效的工具。锻炼也有助于预防便秘。

# 留置导管移除:预防导管感染

ICU 患者可能需要留置许多导管进行治疗。这些导管包括外周静脉输液管、胸腔管、中心静脉导管和导尿管。只要不再需要就应该移除导管以降低感染的风险。尤其重要的是中心静脉导管和导尿管,来自这些导管的感染可能会危及生命。因此,ICU 团队每天都会评估导管是否可以被移除。

# 抗生素降级:针对感染进行治疗

如果怀疑患者存在感染,会开始对患者使用抗生素,这些抗生素可以杀死多种细菌(广谱)。医护人员将从感染区域采集液体样本进行培养,这可以识别细菌的类型并确定可以杀死相应细菌的抗生素。然后,对患者改用针对已知细菌的抗生素(窄谱)。通过精确地针对感染来减少给患者使用的抗生素数量称为抗生素降级。这减少了抗生素的副作用,以避免耐药性细菌的产生。

# 患者信息板:帮助每个人了解患者

使用呼吸机的患者以及其他一些 ICU 患者无法像平时一样快速反应。此外,与生病前相比,卧床的患者可能会有性格的改变,患者的家属也可能会因为患者的外表或行为与平时不同而对患者感到陌生。在一个已经令人苦恼的环境中,这些变化可能会雪上加霜。将 ICU 里的患者与他们在医院外的样子联系起来可以带来慰藉。此外,更多地了解患者的性格有助于医疗团队照顾他们的身心。

患者信息板让这些想法成为现实。家属列出患者的首选名字、最喜欢的活动、引以为豪的成就、令其紧张的事物以及其他一些花絮和照片,并放置在房间里。通过展示患者的个性特点可以缓解其焦虑。医护人员也很愿意更多地了解患者。

医护备注

■ 如果没有患者信息板,你可以询问护士你是否可以制作一个并将其放置在房间里。相关内容请参阅附录 C。你可以随意添加任何你认为重要的信息。

# 重症监护室日志：总结经验，指导当前和日后的治疗

患者及家属在 ICU 逗留期间有很多经历。由于许多事情发生得很快，所以很难一次记住和处理所有事情。记录这些事件，并详细描述这些时刻的想法会很有帮助。通过描述当时的情况、所说的话和感受，患者及家属可以创建一个指南，以后回顾时可以更好地了解当时的情况。

患者通常不记得他们在 ICU 内某些时刻发生的事。家属记录的日志可以帮助他们了解当时发生了什么，并让那些可能改变生活的时刻变得有意义。此外，许多患者及家属在离开 ICU 后会患上重症监护后综合征（见"如何为改善出院后的生活质量做准备"相关内容）。通过撰写日志，患者及家属可以帮助自己避免这种情况。

医护备注

　　■ 随时要求医护人员在你的日志中记录当天的情况、任何变化、重要事件等。
请参阅附录 B"日志大纲"。

# 拔管：拔除呼吸管

患者通过自主呼吸试验后，呼吸管可被移除，这被称为拔管。

拔除呼吸管是快速且无痛的。通常情况下，如果家属愿意，他们可以留在房间里。呼吸治疗师将固定呼吸管的胶带撕掉，并将气管内的气囊放气。指示患者咳嗽和不要吞咽，呼吸治疗师将管子拔出，同时吸出口中的液体。如果有需要，可以给予患者氧气。

拔掉呼吸管后，患者可能会有几天的咽痛和声音嘶哑，可以使用麻痹喉咙的喷雾剂或冰块来减轻这种疼痛。在患者进食或饮水之前，他们需要通过吞咽测试。患者康复的另一个重要方面是加强他们的肺功能。这可以通过激励式肺活量计来完成，护士会教患者如何使用。

医护备注

　　■ 拔除呼吸管后，请询问护士患者是否可以进食或饮水。
　　■ 家属在鼓励和提醒患者使用激励式肺活量计方面起着重要作用，去进行记录吧！

# 早期活动：尽快进行锻炼

长期躺在床上被称为卧床，对身体的每个部分都有负面影响。尽快让患者下床或活动有助于他们更快康复。这提供了很多好处，比如降低压力性损伤和血栓的风险、减少对通便药的需求、增强食欲、提高睡眠质量、恢复力量，以及锻炼肌肉和心肺。这也是另一项可以与

患者一起庆祝的成就。

　　医护人员鼓励患者以任何安全的方式活动,可以是坐在床边,也可以是走几步路。通常,患者需要被说服下床,因为他们感到疲劳、虚弱、疼痛甚至绝望。但几乎所有的患者都说,他们在锻炼之后感到很高兴。运动方面的专家有物理治疗师、职业治疗师和运动技师。他们知道如何安全地激励和动员患者,通常每周来访视几次。

　　医护备注

　　■ 为进行物理治疗或职业治疗做好准备非常重要。如果疼痛成为一个问题,在锻炼前需要服用镇痛药。治疗前喝杯咖啡或小睡一会儿也能帮助患者做好准备。此外,你也可以要求将训练安排在最适合患者的时间。

　　■ 在患者进行物理治疗和职业治疗时要给予鼓励,并在之后和他们一起庆祝这个成就。这是一项艰苦但重要的工作。

　　■ 可以要求物理治疗师或职业治疗师布置他们不在时可以做的课外作业,这种额外的努力使患者更容易为回家做好准备!

　　■ 即使没有安排物理治疗师或职业治疗师,你也可以让护士帮助你坐在椅子上或出去散步。

# 第十章
# 如何帮助入住重症监护室的患者

患者及家属经常发现重症监护室(ICU)在许多方面都具有挑战性。即使是短暂陪伴，待在所爱之人床边，也会让人身心俱疲。嘈杂的机器声、昼夜节律的混乱以及睡眠不规律只是压力环境中的一部分挑战。让这个困难时期更复杂的是那些令人惊讶和意想不到的挫折，尽管患者状况有所好转，未来仍然充满不确定性。

大部分情况下，由于疲惫、精神错乱或药物治疗，患者无法像平时那样与家属互动。这时，即使是最具承受力的家属，在等待结果时也会感到无助和孤独。这对于习惯于满足所爱之人基本需求的家庭成员来说尤其困难。因为无法照顾患者，他们会感到空虚或失去目标。此外，其他一些人可能已经与他们现在生病的家属失去了联系。无法弥补失去的时间也会让人沮丧。即使不是必要的，他们也可能会觉得现在需要提供额外的照料。当然，许多家庭成员只是想尽其所能地提供帮助。

幸运的是，有许多方法可以对ICU中的家属产生积极影响。尽管这可能会让家属感到害怕，但我们欢迎家属参与一些患者护理工作。除了让患者看起来更好、家属自己感觉也更好之外，许多家属表示，这些行为有助于减少患者住院期间和出院后的焦虑。

询问护士可以给予什么帮助是一种很好的尝试。即使是一些小事，比如帮患者刷牙、叠好没用过的床单、辅助患者饮水，或者把患者的东西放在他触手可及的地方，都能帮助忙碌的护士更专注于医疗护理。

另一个选择是帮助患者进行物理治疗师、职业治疗师、语言病理学家和护士交代的训练。家属可以鼓励患者进行训练并告知患者这些训练的重要性。他们也可以要求进行额外的训练，以进一步促进康复。

通常情况下，患者的仪容与平时不同，因为他们的卫生习惯是医院主导的(例如，给患者洗澡以防止感染)。令人舒适的举动之一可以是用温水和毛巾进行海绵浴。如果时间和医疗条件允许，可以给患者洗头或刮胡子。即便是使用湿毛巾清洁面部或涂抹润唇膏也能起到很大的作用。此外，梳头或编发也可以起到舒缓作用，并有助于恢复患者出院前的仪容。

可以涂抹保湿霜以防止皮肤干燥和受损。使用润肤膏按摩肌肉可以促进血液流动并让患者感到舒适。护士可以提供这些梳洗工具以及提示重要注意事项的小贴士。

帮助患者康复的另一宝贵机会是创造一个令人兴奋和熟悉的环境，以激励、安慰患者并避免他们产生困惑。带上全家福、播放熟悉而放松的音乐、与患者交谈或阅读，都有助于实现这些目标。一些无法回应或服用了镇静药的患者后来表示，他们在此期间仍可以听到声音。因此，互动对这些患者来说依然是一种安慰。

此外，不要过度刺激患者，这一点很重要，因为他们需要休息才能康复。家庭成员可能会出于好意溺爱患者。但患者需要通过自己努力来帮助自己恢复健康。因此，如果他们能够自己进食，就让他们自己来。如果他们能自己整理毯子，就让他们伸手去完成这件事。鼓励这一点并不是对他们刻薄，这是 ICU 团队和家属应该努力的一部分，其目的是提高患者出院时的自主能力。当他们需要帮助时，才提供相应支持。ICU 团队可以回答或解决家属对此的任何问题或担忧。

同样重要的是，家属要学会照顾自己。患者不会永远待在 ICU 里，当患者返回家庭后，家属可能需要承担大部分护理工作。为了为即将到来的时刻做好准备，家属在漫长的夜晚和紧张的白天抽出时间进行休息是至关重要的。

因此，在 ICU 期间，可以让医疗团队照顾患者。医护人员每天 24 小时都会照看患者。家属应当出去散散步，呼吸一下新鲜空气，吃一些除了医院食物以外的东西，回家或回酒店洗个澡，或者更好的是，泡个澡放松一下，休息一下，好好睡一觉。可以让另一位家庭成员在床边轮班，让护士照看患者，就像他们每天做的那样。如果有什么变化，护士会及时打电话通知。就像护士常说的那样："我们会整晚都在这里。"

# 第十一章

# 如何为改善出院后的
# 生活质量做准备

## 重症监护后综合征

在重症监护室（ICU）的那段时期对那些躺在床上及在床边陪护的人来说都是很艰难的。从疾病中幸存下来并出院是一项重大成就。然而，这并不意味着康复就此停止。不幸的是，在 ICU 的经历可能会对患者及家属产生持久影响，即使他们没有失去亲人。

离开医院后，许多患者及家属的心理、身体和情绪方面都会出现问题，这种情况很常见，即出现重症监护后综合征（PICS）和重症监护后家属综合征（PICS-F；为了简化，PICS-F 被包含在 PICS 中，除非特别说明）。由于 ICU 的压力因素，PICS 可能在患者离开医院后持续数年，会对身体、心理和情绪产生不利影响，使恢复日常生活变得更加困难。

医护备注

■ 下面的内容读完可能会让人不安，但你必须为未来可能发生的事情做好准备，因此这些信息必须包括在内。在了解了 PICS 之后，你将能够预防或解决这一问题。其中包括实现这一目标的策略。通过阅读这本书，对康复产生兴趣，你会做好准备的。

■ 你很可能会受到 PICS 的影响。

■ 有一些方法可以帮助你预防住院期间的 PICS。你可以尽可能多地采取这些方法。

■ 本书中提到了 PICS 可能影响你生活的一些方式，但 PICS 可能还会对你的生活产生其他影响。越早认识到这些变化并告诉你的医护人员，你就能越早康复。

危重患者的一个常见问题是卧床导致的肌无力，这使得起床或走路变得更加困难。患者很容易疲劳并需要更多的休息，因此锻炼变得更加困难，摔倒的可能性也会增加，即使是穿衣或做饭这样简单的事情都会让人感到疲惫。

患有 PICS 的患者及家属可能会难以控制自己的情绪，即使目前没有经历任何可怕或悲伤的事情,他们也可能会感到焦虑或抑郁。PICS 也可能会导致一个人对曾经喜欢做的事情不感兴趣,总是感到疲倦或无法入睡。另一个常见的问题是对 ICU 的记忆触发焦虑。这会导致患者及家属回避那些事,即使它们很重要。例如,患有 PICS 的患者可能不愿意接受物理治疗,因为这会让他们想起还在 ICU 的时光,这让他们很难使身体变得强健。这种情况被称为创伤后应激障碍(PTSD),可能和 PICS 同时发生。创伤后应激障碍还可能导致患者过分担心可能发生的事情,比如再次患病,也可能出现噩梦或重现 ICU 的经历。这些情绪问题都会损害人际关系,阻碍受影响者获得帮助并限制其享受生活的能力。

PICS 还会导致患者及家属出现精神问题。许多人表示他们在集中注意力、记住细节、规划活动或做决策方面有困难,思考也需要更多的努力或时间才能完成。此外,患有 PICS 的人可能很难准确地表达他们的想法。这些问题可能使重返工作、与朋友相处、做饭或计划旅行变得困难。

从某种程度上说,精神和情绪上的问题比身体上的问题更令人沮丧。身体上的问题可以看到,但精神和情感上的伤害是隐蔽的。因此,一些人错误地认为,如果身体健康,那么精神和情绪就应该很好。此外,一些人认为患者应该感到高兴,因为他们已经足够健康,可以出院了。然而不幸的是,那些患有 PICS 的人可能也有同样的想法。每个患者都是不同的,他们都在以自己的速度康复。就像一些患者需要特定的药物来康复一样,PICS 可以通过特定的医疗护理得到改善。重要的是,如果没有帮助,这些问题可能会变得更糟。认识到这些问题并与医护人员沟通是改善病情的最好方法。

医护备注
- 你并不孤单,许多人都会经历 PICS。
- 你很有可能患上 PICS,如果没有得到帮助,情况不会好转。
- 重要的不是你需要多少帮助,而是你有机会康复,朝着康复迈出的任何一步都会让你受益。

令人担忧的是,PICS 可能会增加出院后康复的难度。例如,患者可能需要与医护人员会面,讨论他们的康复情况。要实现这个后续康复,需要制订一个计划,记住并遵循计划,并且要足够坚定,而不是逃避或被持续的医疗护理压垮。所有这些步骤都是康复所必需的,而 PICS 可能会阻碍其中的任何一个步骤。

对于家属来说,PICS-F 会或多或少地损害他们重返日常生活的能力。压力或睡眠困难可能会让家属对他们所爱的人的任何事情感到焦虑或紧张。这些问题可能会因为财务问题而变得更糟,比如失业和医疗费用。如果亲人在 ICU 中去世,那些患有 PICS-F 的人可能会在出院后的数月内都会感到悲伤、焦虑、内疚、背叛或怨恨等,这被称为复杂性哀伤。所有这些问题都会损害家属照顾自己和他人的能力。

医护备注
- 家属可能会觉得自己不需要帮助康复,或者可能会因为他们没有生病而有这些症状感到内疚。然而,ICU 对家属的影响与对患者的影响一样大。识别 PICS-F 的症状并告知医护人员对于康复非常重要。

# 预防和克服 PICS

预防或克服 PICS 的影响的方法有很多。以下建议适用于住院期间和出院后的患者及家属。并非所有建议都能被实施，但尽可能多地采取这些措施将有助于减轻 PICS 的影响。医疗团队会一如既往地随时回答你的任何问题并提出建议。

## 患者及家属如何在住院期间和出院后减轻 PICS

■ 注意 PICS 的症状，并与医疗团队、初级保健医生或心理健康专业人士进行沟通。这是获得帮助的最好方法。

■ 白天积极活动（锻炼、进行物理治疗和职业治疗、散步等）。

■ 尽量只在晚上睡觉。

■ 避免谵妄（见第七章）。

■ 善待自己的身体（戒烟、健康饮食、限制饮酒等）。

■ 把这段经历记录下来（参见附录 B"日志大纲"）。

■ 尽可能多地与家属和朋友保持联系。这些社会关系对于获得支持、与重要人物保持亲密以及回归正常生活都很重要，还可以帮助你承担责任。利用 CaringBridge（请访问 NavigatingTheICU.com 获得链接）等在线资源是开始建立这种联系的不错方法。

■ 可以通过在线或线下面对面的互助小组与那些了解 ICU 经历和恢复情况的人联系，并可以分享建议、故事等。可以通过社会工作者、宗教服务、医疗计划和团体（在 NavigatingTheICU.com 获得链接）找到他们，例如：

● HealthUnlocked 网站。

● Inspire 网站。

● Healthtalk 网站，提供来自 ICU 患者及家属的故事。

■ 患者及家属常常纠结于是否让儿童进 ICU 探视患者，在临终关怀方面尤其如此。医院可能有专门帮助儿童进入 ICU 探视患者的工作人员。护士知道如何联系他们。

■ PICS 门诊只在某些地区建立，它们专门接待出院后的 PICS 患者和家庭。询问社会工作者、病案主管或者在线搜索都能找到最近的 PICS 门诊。

最重要的一步是发现 PICS 的任何症状，并告诉医生。

医护备注

　　■ 即使你不需要帮助，向医护人员提及你感受到的 PICS 的影响也是有价值的。这样，如果你需要帮助，你们双方都能做好准备。

　　■ 与他人沟通很重要。虽然家人和朋友可能会让你沮丧或对你挑剔，但他们这样做是因为关心你。他们提供了支持，会让患者变得更好，所以必须友善地对待他们。

## 患者在住院期间预防 PICS 的其他方法

■ 与护士、医生、社会工作者、病案主管和宗教服务人员谈谈如何睡得更好、缓解压力、减轻疼痛和预防 PICS。

■ 如果有精神或情绪方面的问题,向心理健康专业人员寻求帮助。

■ 在离开医院之前,让医疗团队填写一份简短的 ICU 住院表(可通过访问 NavigatingTheICU.com 获取)。将这份表交给家庭医生。它包含了在 ICU 住院期间发生的事情,能提醒医护人员注意 PICS 的迹象。

## 患者出院后预防 PICS 的其他方法

■ 锻炼肌肉、肺部和心脏。

● 出院后可能需要继续进行物理治疗和职业治疗。

● 那些有心肺问题的人可能受益于与心肺康复专家合作(心肺康复)。

## 家属在住院期间预防 PICS-F 的其他方法

对于家属来说,在 ICU 里支持患者就像跑一场马拉松。家属必须为今后的漫长道路做好准备,特别是患者离开医院后可能需要继续支持治疗。若患者家属自己正在与 PICS-F 做斗争,帮助患者的身体、精神和情绪恢复都会变得更加困难。除了前面提到的建议外,下面也是可以帮助家属的方法。

■ 参与查房(参见第二章和附录 A)。

■ 与医疗团队互动(提出问题,谈论重要的患者价值观等)。

■ 向护士和/或医生定期汇报患者的最新情况。

■ 探视患者。

■ 与患者进行视频通话。

■ 和患者聊天。

■ 帮助患者锻炼。

■ 帮助患者梳洗。

■ 与护士、医生、社会工作者、病案主管和宗教服务人员谈论预防 PICS 和 PICS-F 的方法。

其他有用的减压方法包括:

■ 离开 ICU 休息一下。任何时间改变环境都可以帮助缓解压力。即使是走一小段路去自助餐厅喝杯咖啡也有帮助。另一个选择是与其他家庭成员或朋友轮班。一个家庭成员陪在床边,而另一个则去休息、睡觉、锻炼或办事等。

■ 许多医院会推荐附近的酒店为患者家属提供的折扣房间。

■ 无法承担在医院之外的责任会让人心烦意乱。如果朋友和家人问及他们是否能提供帮助,应接受他们的帮助。他们可以送饭,取邮件,带宠物去散步,等等。

■ 每次有事情发生时都要通知所有人可能会带来压力。设置界限和限制是可以的,这样你就可以专注于重要的事情。你可以说你将在一周的某个时间向所有人汇报,或者你可以让一个朋友或家人向其他人更新消息。此外,利用网络资源同时更新每个人的信息并寻求帮助可以减轻压力。其中一个选择是 CaringBridge(链接可在 NavigatingTheICU.com 中获取)。

## 出院后如何预防患者家属的 PICS-F

■ 全国护理联盟网站为看护人员提供了信息和建议。除了医学专业人员的建议外，这也是一个很好的资源（可在 NavigatingTheICU.com 中获得链接）。

# 第十二章
# 患者出院后的恢复场所

患者出院后的康复可能仍然需要帮助。帮助的形式多样,可以是呼吸机持续辅助通气,也可以通过物理治疗改善平衡能力。在哪里康复以及康复持续时间,取决于患者需要帮助的程度。医疗团队需要共同努力,以确保决策安全,并遵循患者的治疗目标。

康复计划始于 ICU,家属应该尽快着手开始制订。虽然可能没有明确的答案,但与医疗团队讨论患者的康复情况,并思考回家后的问题很重要。这样能够给家属充分的时间做准备并面对可能存在的问题(有关问题请参阅本章末尾)。

患病后的恢复过程称为康复。其目标是提高患者的独立性,帮助患者恢复他们期望的生活方式。康复需要持久的努力,这个过程可能充满挑战,对于 PICS 患者来说尤其如此(见第十一章)。在医疗团队、康复护理人员和家属的帮助下,患者可以获得最佳的康复机会。

患者需要帮助的程度决定了其康复治疗的级别。康复治疗的类型如下所述。

## 长期急性护理医院

那些仍有大量的医疗需求,但不需要继续在 ICU 接受抢救治疗的患者,可以入住长期急性护理医院。例如,需要呼吸机支持的患者,或严重颅脑损伤的患者,可能会从这种类似医院的机构中受益。

## 住院康复机构

能够耐受高强度康复治疗(每周 5 天,每天 3 小时)的患者可以住在住院康复机构。这些患者有一定的医疗需求,但不需要住进类似于医院的长期急性护理医院。

# 专业护理机构

既需要康复治疗又需要日常照护的患者可以住在专业护理机构，也被称为疗养院。如果患者没有足够的家庭支持，那么这种机构可能比家庭护理更合适。

# 家庭护理

那些健康状况良好足以回家，但不宜外出的患者可能可以从家庭护理中受益。治疗师来到患者家中参与康复。如果有人可以在家照顾患者，这种方式可能比专业护理机构更受欢迎。

# 门诊康复

有些患者可以回家，并能够安全地前往康复中心接受康复治疗。这种方式称为门诊康复。

患者在恢复他们期望的生活方式以前，可能需要到一个或多个类似机构进行治疗。康复治疗级别的选择面很窄，但康复机构的选择却是比较广的。通过比较，患者及家属可以选择他们认为最好的机构。可以在医疗保险和医疗补助服务中心的网站上进行筛选（链接见于 NavigatingTheICU.com）。参观康复机构并与其他患者进行交流，可能也有助于做出选择。

医护备注

■ 对患者而言，康复是一种身体和情感上的锻炼。意识到疾病的长期影响，如活动受限和精神受抑制、生活方式改变和康复需求，是很困难的。通过询问医疗团队的意见，让每个人都为康复做好准备。

■ 患者的态度和动机会产生很大的影响。尽可能鼓励患者，并提醒他们为什么要付出努力。

■ 鼓励你的亲人在康复过程中尽可能独立，这样他们可以更好地培养技能，早日离开康复机构。

■ 尽快开始做出院计划。与病案主管或出院计划专员讨论哪些选择对患者及家属更有利。

■ 通过医疗团队或在线寻求找到的支持团队可以帮助了解什么是康复，学习成功康复的技巧，并选择最佳的康复机构。

■ 许多医院为患者提供在线资源，这些资源包含重要的个人信息，如患者的诊断、治疗药物，随访，医生的联系方式等，这被称为患者门户网站。这是追踪患者的医疗过去史、当前情况和未来进展的一条途径。你可以询问护士如何激活账户。

# 向重症监护室团队提出有关出院的问题

■ 患者出院后的需求是什么?

■ 患者预计的康复周期是多久?

■ 就患者的照护目标而言,你认为难点是什么?

■ PICS 可能对患者的日常生活产生何种影响?

■ 对于患者及家属,哪种资源或支持团体最合适?

# 资源

Next Steps in Care 网站为患者及家属提供了转出 ICU 时的一些宝贵信息(可在 NavigatingTheICU.com 上获得链接)。

# 第十三章
# 常见问题和实用提示

本章讨论了患者及家属在重症监护室(ICU)中的一些常见问题。从提出可以产生重大影响的小技巧，到描述改变生活的情况，本章有助于回答问题，解释可能发生的事情，并提供一些患者及家属可能不知道的建议。与其他章节一样，医护人员可能对这些主题有很多补充。

## 需带到医院和留在家中的物品

如果有人生病了，制订一个如何快速就医的计划可能是值得的。整理一份带到医院的物品清单，或者整理一个预先打包好的袋子，都有助于缓解压力。以下是患者及家属在患者住院期间常用的物品清单。

■ 是否需要一个预先打包好的袋子以便于出门时快速带走？

● 药物(处方药、维生素和补充剂)、剂量以及用药频率的清单

● 处方药

● 病史列表(疾病史、手术史、当前问题和过敏反应)

● 家人、朋友和当前医护人员的电话号码列表(如果不在手机上)

● 身份证明和保险信息

● 预立医疗计划文件(预立指示、生前预嘱、医疗保健的持久授权委托书(DPOA)等)

● 眼镜、义齿、带电池的助听器及其容器

● 手机和充电器

● 耳机

● 照片、书籍(包括涂色书)、杂志

● 润唇膏

● 风扇

● 最喜欢的枕头或毯子

● 眼罩和耳塞

● 零食（不是给患者吃的）

■ 不必要的珠宝、现金、非处方药和其他贵重物品留在家里。

医护备注

　　■ 如果你因为生病而无法承担日常责任，你可能需要制订一个备用计划。例如，你可能无法支付账单、喂养宠物等。为了确保你的事务井然有序，你可以创建一个列表或电话留言，详细说明重要的事情。然后，你可以让值得信赖的家人或朋友了解此列表。其中，需要考虑的重要事项包括何时需要支付账单，钥匙、所有权证书和其他重要资产的存放位置，重要的法律和财务联络点，在线账户的登录名和密码，需要照顾的宠物和植物等。

# 如何更加舒适地入住重症监护室

重症监护室将拯救生命置于日常舒适之上。然而，在许多重症监护室中仍可发现一些可以让入住更舒适的东西。

■ 保暖毯

■ 枕头

■ 袜子

■ 电视节目列表

■ 轻松的电视节目，伴随舒缓的音乐

■ 病房电话

■ 视频电话

■ 咖啡厅菜单

■ 营养饮料（Ensure、Glucerna）、无糖汽水、三明治、全麦饼干、花生酱、果冻、布丁、冰激凌和冰棒

■ 皮肤保湿霜

■ 润唇膏或口腔保湿剂

■ 牙刷和牙膏

■ 可加热的免冲洗洗发帽

■ 耳塞和眼罩

■ 耳机

■ 空气清新剂

■ 勿扰指示标志——确保病情稳定的患者在夜晚不受打扰

■ 医生可以开具的药物：滴眼液，止咳药，吸入型麻醉喷雾剂，专用皮肤止痒乳液，天然助眠物，抗恶心药物，缓解气胀的药物和治疗胃灼热的药物

■ 吸烟者可以要求使用尼古丁贴片（然而，现在可能是戒烟的好时机）

■ 可以提供动物治疗、音乐治疗和其他类似的舒适服务——请向护士咨询

对于家属：

■ 许多医院推荐附近的酒店为患者家属提供的折扣客房。

■ 可为家属提供饭菜。

# 如何与重症监护室团队进行沟通

　　取得最佳结果取决于患者、家属和医疗团队之间的信任关系。开放、诚实和尊重的沟通有助于建立这种关系。可以理解的是，许多患者和家属可能会感到不确定、不知所措，或者不愿意向医护人员提出问题。但是，家属最了解患者，他们可能能够在重症监护室团队发现之前察觉到重要的问题。因此，了解如何有效地引起医护人员注意的方法很有帮助。

　　通常情况下，护士是适合交流的医护人员，因为他们与患者接触最多。最好在早上向护士提出问题。如有必要，护士可以在上午查房时就解决这些问题。在此期间，整个团队都在场聆听并制订计划。如果查房后出现问题，家属可以将此情况告知护士。护士可能当时就能直接解决问题。如果家属需要与医生交流，护士知道联系医生的最佳方式。

　　考虑这个问题是否需要进行讨论。如果家属想向团队提及诸如患者无法缓解疼痛等一些简单的主诉，可以将其告知护士。如果是更深入的问题，例如需要更新患者的总体治疗计划，那么可能需要与医生会面。有些情况，例如在决定重症患者的治疗目标时，需要与重症监护室团队成员进行深入讨论。这种讨论得益于重症监护室团队和家属的经验。在这种情况下，家属应要求护士与重症监护室团队召开家属会议。

　　以下是一些与重症监护室团队沟通的一般技巧和措辞建议。

■ 请尽量：

  ● 在医护人员空闲时与他们交谈。
  ● 一次性提出所有问题，并从最重要的问题开始。
  ● 罗列有关问题和关注点，提供给医疗团队。
  ● 说明这个问题为何重要，以及它将如何使患者受益。
  ● 充分利用你的资源，如护士、医生、社会工作者等。
  ● 以你希望被对待的方式对待医护人员。
  ● 感谢医疗团队对患者的照顾。

■ 尽量不要：

  ● 在医护人员忙于照顾患者时提出问题。
  ● 责怪任何人。

可能有帮助的措辞：
"你有空的时候，我想知道你是否认为这可能很重要……"
"我知道你很忙，但如果……"
"我们很担心，尽管治疗很好，但这点让人担忧，因为……"
"什么是最好的清理方式……"
"关于……谁是最好的讨论对象……"

# 禁食禁饮——不经口进食(NPO)

如果患者吞咽困难或有需要镇静的操作,他们可能会被禁止进食或饮水,即禁食(nil per os,拉丁语中的意思是不经口进食)。这意味着患者不能吃任何东西或喝任何东西。通常,这是为了防止食物或液体进入肺部,即所谓的误吸。患者需要禁食的时间取决于禁食的原因,一旦确认安全,他们就可以进食和饮水。在此期间,会定期检测患者的血糖,以确保其正常。此外,仍需服用必要的药物,并可通过静脉输液保持患者体内的水分。家属可以向医疗团队确认上述情况。

显然,禁食状态会困扰患者。但幸运的是,有一些方法可以缓解这种不适。护士可以用湿润的棉签润湿患者的口腔。在某些情况下,患者也可以吮吸冰块来缓解不适。此外,润唇膏或口腔保湿剂也有帮助。有时,口渴的患者只是觉得很热,此时,在他们的额头上放一条冰凉的湿毛巾,或降低室温可能会有所帮助。此外,颈部放置冰袋可以缓解口渴。与许多不适一样,通过观看电视、电影,打电话,阅读书籍等方式来分散注意力也是有效的。

医护备注

■ 如果你是因为手术而禁食,而且时间已经很晚了,你可以问一下这个手术是否还会如期进行。如果不会,你可以要求改变你的饮食安排,这样你就可以进食了。

■ 若患者被安排在当天晚些时候进行手术,可能会被允许早餐进食清流质食物(果酱、肉汤、果汁等,甚至有些手术术前可以允许进食冰棒)。你可以询问这是否可行,以及你最晚可以进食的时间。

# 无法探视患者

有时因各种原因无法去医院探望亲人。可能因为距离太远,在短时间内无法赶到,或者医院为了控制疾病的传播而不允许访客进入。

但是不论何时,家属是始终参与治疗的。本部分提到了探视患者难以成行的一些其他可能原因。

第一步是了解探视政策。请参阅"探视患者"部分。

致电护士可以快速了解患者近况和当天计划。护士可以回答问题,并使来电者与患者或医疗团队的其他成员联系。请注意,换班时(早上 7 点和晚上 7 点)很忙,护士可能无法在这些时间提供最新情况。最好的方法是与护士约好沟通时间。通常,上午 10 点、下午 2 点和晚上 10 点左右较为闲暇。

同样重要的是,要缩小接打电话者的范围。许多忧心忡忡的家属想要获得最新消息,在不知不觉中给护士打了很多电话,这可以理解。但这样的话,护士花在回答家属问题上的时间变多,占用了护士照顾患者的时间。照顾患者是护士的首要任务,比更新信息、回答问题更重要。不幸的是,由于护士忙碌时无法迅速回电话,家属常会感到被忽视。此外,向家属提供重复信息会增加家庭内部沟通偏差的风险，导致其他问题出现。

为了减少这些问题，最好由一个人，通常是配偶或直系亲属，来获取信息并与其他家人沟通。这个人可以决定其他人是否应该听到这些信息。

医护备注
　　■ 请不要在换班期间打电话，换班时间通常是早上 7 点和晚上 7 点。这是接班的护士从下班的护士那里了解患者情况的时候。任何中断都可能导致信息遗漏，并影响患者安全。
　　■ 如果有任何重大变化，医疗团队会给你打电话。

视频通话可以让家属在虚拟环境中陪伴患者，患者往往会很喜欢这种感觉。你通常可以在打电话询问最新情况时安排视频通话。请确认视频通话的最佳方式（Skype、FaceTime、Zoom 等）、正确的通话号码以及护士和家属的合适时间。视频通话的时间和次数可能有限制，以确保患者的休息时间充足，也方便其他人使用该设备。

医护备注
　　■ 我见过许多焦虑的家属花一大笔钱，做出了巨大的牺牲，以便在接到通知后很快赶到床边。视频通话是一个很有价值的替代方案。通过视频通话，许多家庭成员可以加入，时间安排灵活，而且方便安全。

视频通话的另一个好处是可以安排与医疗团队对话的家庭会议。要同时召集重要的家庭成员和医疗团队可能很困难。家庭视频会议是介绍每个人、讨论重要问题和制订计划的便捷方式。准备好问题，并聚焦对话内容，以确保对话对每个人都有价值。

# 降低医疗费用的策略

患者及家属普遍关注医疗费用的问题。因此，医院应熟悉如何在不影响治疗质量的情况下解决这一问题。重要的是，患者或家属必须表达出他们希望解决费用问题的意愿。

入住重症监护室时，患者及家属可以向医疗团队转达他们对手术、药品等的费用的关注。最好向医生、护士、社会工作者和病案主管提出这个问题。此外，医院财务部门人员会联系患者或家属，确定患者的医疗保险情况。这是另一个可以讨论降低费用的好时机。他们能通过以下两种方式降低医疗费用。

节省开支的第一种方式是通过医院的财务部门，该部门为患者及家属提供与费用相关的信息。可以向他们询问减少住院费用的建议。例如，由于患者在重症监护室治疗期间可能被多次收费，可以要求列出明细账单以帮助患者及家属确保他们只支付使用过的项目。如果有任何错误，财务部门会及时纠正。

在某些情况下，家属可能无法支付所要求的金额。如果家属联系账单部门，他们可能会减少账单金额。该部门还提供付款计划，使付款更容易。患者的社会工作者和病案主管也可以向账单部门咨询此事。

节省开支的第二种方式是医疗团队可开具价格更低的药物处方。药剂师或医生知道哪些药物对患者最合适。社会工作者或病案主管可以在患者出院时推荐获得这些药物的最佳方法。

患者及家属应询问医生或药剂师所开的药物是否都是必需的。对于住院前开的药物尤为如此。在某些情况下，可以考虑改用非处方药。另一种选择可能是在医生指导下将一粒双倍剂量的药片一分为二。那么，服用半片药片将是正确的剂量。重要的是，第一步是与医护人员讨论这些费用对你的影响。

社会工作者和病案主管与患者及家属合作，帮助患者在出院后继续康复治疗。他们知道患者家附近最有用的资源，他们也知道降低费用的最佳方法。患者在出院之前，应该与社会工作者和病案主管一起制订使用这些服务的计划。此外，他们还应制订计划，讨论在出院后如果出现问题如何跟进。

医护备注

　　■ 节省开支的一个重要部分是预防。如果你或你所爱的人能够预防事故或疾病，那么就可以节省开支。例如，通过物理治疗和职业治疗锻炼你的肌肉力量和协调能力，防止跌倒和骨折。通过找到可靠的用药方法来预防疾病。医疗团队可以为你提供资源和建议。你越能避免对医疗保健的需求，就越能省钱。

　　■ 可申请医疗保健的资金资助。有关链接，请参阅 NavigatingTheICU.com。

# 做决策时需要提出的问题

不幸的是，患者在重症监护室时病情可能会加重。当这种情况发生时，了解详情可能很困难。让这一时刻更加艰难的是，在得知这个坏消息后，需要为医疗护理做出决定。为了决定下一步应该采取什么措施，需要获取正确的信息。下面列出了一些问题，可以帮助收集正确的信息，做出最佳决策。尽管可以询问任何一个医务人员，但指导医疗的医务人员是最好的信息来源。有时，过多的信息可能会让人不知所措。因此，要问的重要问题在以下内容中以粗体标出。

■ 发生了什么问题？出现在身体的哪个部位？

■ 已经采取了哪些措施来解决这个问题？

■ 是否需要更多的检查（实验室检查、影像学检查等）？

■ **为什么需要医疗帮助？**

■ **有哪些符合患者治疗目标的治疗方式可供选择？**

　● 手术还是药物、观察还是联合治疗？

■ 针对每个选项：

　● 类似的患者中，最有可能的结果是什么？

　● 最佳结果是什么？这种情况有多普遍？

　● 最坏结果是什么？这种情况有多普遍？

　● 从短期和长期来看，患者的康复情况如何？家属需要做好哪些准备？

　● 在治疗期间和之后，并发症的发生率有多高？

■ 患者及家属下一步需要考虑哪些问题？

■ **什么时候需要做出决定？**

医护备注

■ 即使是最优秀、最有经验的医疗团队也可能无法准确预测患者的康复情况。有时，只能提供最好的猜测。请不要对医疗团队感到沮丧或失去信心。相反，这是坦诚和开放沟通的表现，所有参与的人都可以站在同一立场上。这样，每个人都可以共同努力做出最佳决策。

■ 可以询问医疗团队的建议是什么。将患者的目标与医疗团队的医疗知识相结合，可以帮助制订最佳的护理计划。

■ 让另一个人在场可以帮助记住所说的话，提出问题，并提供精神支持。

■ 这些问题在附录 D 中重复出现，并留有空间可供记录信息。

# 第二意见

第二意见是指由另一位医务人员对患者进行检查所做的意见，这可能是一个有价值的选择。该医务人员与重症监护室的主要团队是独立的。他们自行确定患者的疾病（诊断）、患者可能的康复（预后）和可用的治疗方案。对于那些患有罕见病或危及生命的疾病的患者，或者那些可能需要手术或复杂治疗的患者，第二意见可用于确认目前的治疗计划或提供其他选择。

在医学中，寻求第二意见是很常见的做法，医疗团队应该给予支持。这一请求可以由医疗团队提出，也可以由其他医院提出。虚拟第二意见也是一种选择。这是指另一位医疗专家以电子方式评估患者及其医疗信息。重要的是，患者及家属应向新的医疗专家明确表明他们希望通过第二意见回答哪些问题。这些问题应该与患者的治疗目标相匹配。例如，家属是否想知道所有的治疗选择，这样他们就可以制订一个符合患者治疗目标的计划。医疗团队和家属可以共同努力，为患者做出最佳决定。

尽管这些信息或许很有价值，但重症监护室的时间可能有限。如果疾病危及生命，那么第二意见可能不是一种选择。迅速采取行动挽救患者的生命可能比更多的信息更重要。

当有足够的时间寻求第二意见时，患者及家属通常会表示这让他们感觉更好。有时，第二意见可以改变诊断结果或提供其他治疗选择。即使没有改变任何事情，知道已经探索过所有的选择，也可以减少内疚或怀疑。

医护备注

■ 如果你想要获取第二意见，最好尽快提出请求，因为重症监护室患者的病情会很快发生变化。

■ 在选择谁来提供第二意见时，你需要一个在该疾病领域有经验的专家。

■ 请与保险公司核实，保险是否覆盖第二意见或第三意见的费用。

■ 当双方意见一致时，根据自己的直觉选择专家。

■ 如果他们意见不一致，选择最符合患者治疗目标的选项。你可以要求专家在你在场时讨论病例，以确定应该遵循谁的建议。

# 全力抢救和不尝试复苏

## 心搏停止时期望的治疗方式

对重症监护室的任何住院病例都应该讨论如果患者心搏停止时,他们希望进行的治疗方式。这个决定是在"全力抢救"和"不尝试复苏"之间做出选择。患者必须根据他们的治疗目标来决定哪一个是最好的。

选择全力抢救的患者希望在心脏停止跳动时进行一切可能的治疗。如果出现这种情况,重症监护室医疗团队将努力恢复心跳。这包括进行胸外按压(心肺复苏)、插入呼吸管、药物治疗和对患者心脏进行电击。这被称为"蓝色代码",将在下一节中进行讨论。

蓝色代码旨在重新启动心脏。它不能消除导致心脏停止跳动的原因。最好的情况是,心脏重新恢复跳动,患者的病情仍然像以前一样。此外,蓝色代码可能会导致受伤,例如胸外按压导致肋骨骨折。它也无法防止器官损伤或死亡。例如,当心脏停止跳动时,低氧水平可能会导致脑损伤。这会导致永久性损伤。在没有持久伤害的情况下恢复是罕见的,即使有些患者确实完全康复了。

一些患者会决定,如果他们的心脏停止跳动,他们不希望接受治疗以恢复心跳。这被称为不尝试复苏或不复苏(DNR)。选择不复苏的原因包括患者对自己的生活感到满意,接受最终的死亡,愿意顺其自然,或者不希望经历蓝色代码和潜在的残疾。重要的是,如果他们的心脏停止跳动,他们仍然可以接受使他们感到舒适的药物治疗。

患者还可以选择上述四种治疗选择的任意组合:插入呼吸管、胸外按压、药物治疗和电击心脏。然而,要想获得恢复心跳的最佳机会,需要同时使用这四种方法。但无论做什么选择,都要遵循患者的意愿。这个决定可以在以后更改,但是,需要与医生讨论才能生效并记录在患者的病历中。

医护备注

■ 如果这个问题在你或你所爱的人住院的早期就已进行讨论,请不要惊慌。医疗团队只是希望确保患者的愿望得到满足。

■ 一些患者认为全力抢救意味着全面治疗,而不复苏意味着少量治疗。这是不对的。此决定仅适用于患者心脏停搏的情况。在此之前,对全力抢救和不复苏患者都将进行全面、积极的治疗。

■ 另一种选择是与医疗团队讨论,如果你的心脏在目前的健康状况下停止跳动,那么完全康复的可能性有多大。根据你的病情,你在蓝色代码后恢复的机会可能更高或更低。然后,你可以决定是否经历蓝色代码。

■ 有些患者愿意经历蓝色代码,然后让他们的医疗委托代理人根据他们的康复潜力决定是否继续治疗。请参阅"治疗目标"部分了解你与你的医疗委托代理人讨论此问题时他的建议。

## 全力抢救患者(蓝色代码)心搏停止时的操作

当一个选择全力抢救的患者心脏停搏时,ICU 团队会遵循一项旨在重新启动正常心跳的计划，称为高级心血管生命支持（ACLS）。这类似于心肺复苏术。在此期间，患者正处于"编码"状态，即蓝色代码正在进行中。

在心搏停止的瞬间，患者已经死亡。医疗团队将努力救活患者。

在蓝色代码期间，许多操作会迅速进行。第一种是胸外按压，就是反复按压患者的胸部。这可挤压心脏，将血液泵送到全身。警报可能会响起，这时要通知医疗团队需要帮助。许多工作人员进入房间做其他工作。如果还没有成效，在继续胸外按压时插入呼吸管。在胸部放置两个电极片，试图让心脏恢复健康的心跳。此外，对选择全力抢救的患者都会注射肾上腺素，这是一种试图重启心跳的药物。药物和电击是按照 ACLS 原则在计划的时间内给予的。还可以采取其他治疗方法来扭转心脏停止跳动的原因。

蓝色代码可以持续几分钟到几小时。当成功恢复正常心跳后，或者当主要的医务人员确定不能为患者做更多的治疗时，蓝色代码就会停止。有时，患者可能在短时间内接受多次抢救。

尽管家属无法协助蓝色代码，但他们通常可以旁观。许多重症监护室的工作人员鼓励家属留下来，这样能亲眼见证抢救患者的过程。如果患者不能苏醒，家属可以看到医护人员已经尽了一切努力。许多家属选择在病房外等待，这也是可以理解的。

## 成功全力抢救后的操作

如果成功恢复正常心跳，医疗团队会努力防止心脏再次停止跳动。他们会调查导致患者心脏停止跳动的原因，并试图解决这些问题。医疗团队也会遵循指导方针，通过使氧气和血压保持在正常水平，希望能挽救患者的器官功能。有时也可能需要药物或手术。

根据心脏停止跳动的时间长短，大脑和其他器官可能有一段时间没有供氧，这种情况被称为缺氧。如果体内的氧气水平低，器官可能会受到伤害。血液检查可以判断器官是否受损。当器官损伤到身体无法正常工作时，就是所谓的器官衰竭。此时，患者需要通过治疗来恢复或替换该器官。例如，肾衰竭患者需要透析才能使身体正常运转。

如果患者的行为与执行蓝色代码之前不同，则可能出现了脑损伤。为了减轻这种损伤，患者会被降温。他们的体温会被降至 89.6～93.2 °F（32～34 ℃）。这被称为目标温度管理或治疗性低温。通常持续 24～48 小时。一旦患者恢复到正常体温，重症监护室医疗团队就可以确定是否发生了脑损伤。

抢救后，应制订患者可能康复的即时和长期治疗计划。这些计划应该包括患者在未来几个月甚至几年的康复情况。

这些时期很艰难。康复的不确定性让人倍感压力。病情改善可以鼓舞人心，但随之而来的挫折却也可能是毁灭性的。

在这些时期，家属必须利用他们的资源。当然，护士可以讨论患者的即时计划，或将家属与其他资源联系起来。此外，如果需要更新或需要讨论计划，可以安排与医疗团队会面。在这些困难时期，宗教服务是有帮助的。社会工作者也善于解决这种情况下家庭普遍面临的问题，他们知道如何获得最有帮助的资源。这个过程中最困难的部分往往是等待和无助。认识到这一点，并以其他方式做出努力可以帮助减轻这种情绪负担。请参见第十章和第十一章获取更多想法。

医护备注

■ 无论你是在全力抢救和不尝试复苏之间纠结，还是想知道如果你无法从中选择，你希望接受什么治疗，或者医护人员正在为无法回应的人进行治疗，第十四章都可以提供帮助。

## 患者可能出现卒中（卒中代码）时的操作

每一位医学专业人员都接受过观察卒中迹象的培训。卒中被称为脑血管意外，是指大脑的一部分缺氧。没有氧气，脑组织就会死亡。这种情况可以通过两种方式发生。第一种方式是当血管阻塞时，血流和氧气无法到达大脑的一部分。这被称为缺血性卒中。第二种方式是当破裂的血管在颅内出血时，随着出血量的增加，大脑的一部分受到挤压。这会阻止血液和氧气到达该区域。这被称为出血性卒中。

由卒中产生的脑损伤会改变一个人正常的行为或控制身体的能力。这些变化表明卒中正在发生。快速识别卒中很重要，因为识别卒中的速度越快，就能越早开始治疗。

识别卒中的一个有用工具是"快速行动"（即英文字母缩写 BE FAST），这也提醒人们速度很重要。每个字母代表卒中的一些常见症状。请记住，这些都与患者外表或行为的突然变化相关。

- Balance（平衡）：是否失去平衡？
- Eyes（眼睛）：是否出现视力丧失？
- Face（面部）：面部是否不对称或下垂？
- Arms（手臂）：手臂或腿部力量是否不均匀，或者一侧是否麻木？
- Speech（言语）：是否有口齿不清或者表达困难？是否会说出毫无意义的随机词语？
- Terrible headache（剧烈头痛）：是否有剧烈头痛？

所有这些症状都反映了一个关键点：患者的外表或行为突然发生变化。在医院外，应立即拨打"120"。如果重症监护室患者出现卒中迹象，则需要呼叫"卒中代码"。

卒中代码旨在尽快确定脑损伤并开始治疗。在呼叫卒中代码后，一支专注脑部治疗的医疗团队开始行动，使用卒中专用检查表进行评估。接受过评估大脑功能培训的医生会对患者进行评估。首先确认血糖水平是正常的，因为低血糖会导致类似卒中的症状。可以给予药物和氧气。通过计算机断层（CT）扫描或磁共振成像（MRI）拍摄患者的脑部图像，以查看大脑是否有堵塞或出血。然后就最佳的后续治疗计划提出建议。

医护备注

- 写下患者发生变化的时间。这将决定哪些治疗是可行的。
- 不要让患者进食、饮水或服用药物。这些可能会使病情恶化。
- 除非护士在场，否则不要让患者下床活动。他可能会摔倒并受伤。

大脑的不同部分或脑叶负责不同的功能。当一个脑叶受损时，其相关功能就受损了。

# 最严重的脑损伤类型

最严重的脑损伤会导致意识丧失。一般来说，这意味着患者不能与任何人或任何事物互动。三种严重的脑损伤是植物状态、昏迷和脑死亡。常见的原因是低氧水平和大脑的物理损伤（外伤）。了解这些分类可以帮助家庭成员做出决定。应与医疗团队讨论有关生存和

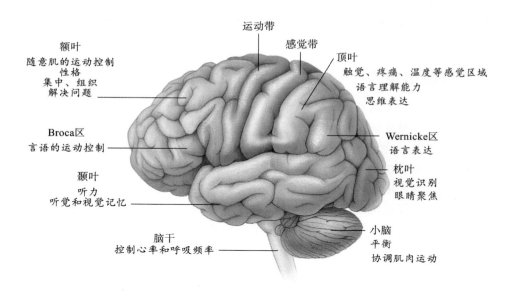

**图 13.1　大脑的功能**

康复的问题。

植物状态，也称为无反应性觉醒综合征，可能会让家人感到困扰，因为患者看起来是清醒的。例如，他们的眼睛可能睁开并眨眼，他们可能在晚上入睡，他们可能打哈欠或哭泣。更令人担忧的是，他们甚至可能对疼痛做出反应。这些行为表明他们的反射机制在正常工作，而大脑中控制基本功能的部分是活跃的。例如，他们的呼吸、心率和血压通常是正常的。然而，没有证据表明他们意识到了自己的存在。重要的是，他们不能与其他人或事物互动。他们不会对命令做出响应，也不会试图进行沟通。

与植物状态类似，处于昏迷状态的患者对自身没有意识，也不能表现出互动的迹象。然而，昏迷患者的不同之处在于他们看起来并不清醒。他们不会睁开眼睛，也很少对疼痛做出反应。他们可能有基本的反射，比如咳嗽或呕吐，他们可能会自主呼吸。通常，脑损伤患者的昏迷时间不会超过几周。他们会康复、死亡或进入植物状态。在某些情况下，会发生脑死亡。

脑死亡是指患者除了缺乏生存所需的反射，其他看起来处于昏迷状态。例如，患者不能自主呼吸，所以他们需要呼吸管辅助呼吸。他们也可能难以控制心率和血压，因此这些功能可能需要医疗支持。脑死亡无法恢复，患者在法律意义上被视为已经死亡。

有许多测试可以用于显示大脑的健康状况。一种方法是测试患者的反射。以下反射表明大脑的基本功能正在发挥作用。

- 瞳孔反射：用光照射眼睛，观察瞳孔是否收缩（变小）。
- 呕吐反射：插入抽吸导管，观察患者是否有呕吐反应。
- 咳嗽反射：插入抽吸导管，观察患者是否咳嗽。
- 角膜反射：刷动眼睫毛，观察眼睑是否移动。
- 头眼反射：将头部转向一侧，观察眼睛是否朝相反的方向移动。

另外一项大脑功能测试是呼吸暂停测试。ICU 团队暂时停用呼吸机。如果患者没有自主呼吸，这表明已经发生了脑死亡。还可以进行脑电图（EEG）测试。这项测试通过在头皮不同区域放置电极测量脑电波。刺激（闪光、疼痛、声音等）会引起患者的脑电波反应。脑死亡患者没有这些反应。一些医生可能会建议进行脑部成像以确定脑死亡。例如，有些测试可以追踪大脑中的血液流动，没有血流表明脑死亡。在进行这些测试之前和之后，与医疗团队的讨论应该详细说明正在发生的事情、可能的康复程度，以及未来需要采取的措施。

有些反射会给家属带来虚假的希望。其中一种是拉撒路（Lazarus）反射，即脑死亡患者可将手臂向上移动到胸部。另一种是三屈反射，即患者在受到刺激时，腿会向身体方向靠拢。这些反射只要患者脊髓功能正常即可出现。它们不能反映大脑功能和康复情况。

医护备注

■ 这三种类型的脑损伤之间有一些重叠。为了确保你做出了最佳决定，请与熟悉脑损伤的医务人员进行讨论。请参阅附录 D，了解要问的问题概要。

# 器官捐献快速指南

器官捐献的过程对家属来说可能很困难。毫无疑问，器官捐献可以挽救生命。但对于那些失去亲人的人来说，这一事实并不能给他们带来多少安慰。重症监护室的工作人员和器官接受者感谢患者及家属做出的捐献决定。

如果所有器官都是健康的，那么一个捐献者就有可能挽救八条生命。可以接受的器官包括两个肺、两个肾、心脏、胰腺、小肠和肝脏。组织也可以捐献，如心脏瓣膜和角膜。需要器官和组织的人总是比供者多。

关于器官捐献有一些常见的错误观点。一个是器官捐献者没有得到与非捐献者相同的医疗待遇。现实情况是，是否成为捐献者并不影响医疗。患者及家属应该意识到，捐献者和非捐献者将获得平等、积极的医疗。只有在确认患者没有康复机会后，才考虑捐献。另一个错误观点是器官捐献阻止了开棺葬礼。现实情况是，在整个捐献过程中，都会小心操作以不会对捐献者造成影响。有任何问题都可以向捐献组织咨询。该组织指导整个过程，包括匹配捐献者和受者。

根据法律规定，是否成为捐献者是患者的选择。在美国，更新驾照时可以登记是否成为器官捐献者。签订相关捐献协议视为同意。当患者病情严重时，如果还没有做出选择，捐献组织会联系能为患者做决定的人，即医疗委托代理人。然后，医疗委托代理人决定患者是否可作为潜在捐献者。只有当患者病情严重且无法自己做出决定时，才会进入这个流程。

是否能成为捐献者取决于患者的病史和目前的疾病。最重要的是器官是否健康。此外，医学的进步正在改变捐献和接受器官的可能性。例如，艾滋病病毒曾经使患者失去成为捐献者的资格。然而，这些患者的器官现在被一些受者所接受。捐献组织可决定哪些器官可以被捐献。这种情况只有在确定患者没有康复机会之后才会发生。

常见的捐献者患有导致脑死亡的脑损伤。这种患者无法康复。然而，患者的器官是健康的，并且机器和药物提供了支持。只有在确认患者没有康复机会，并且是捐献者后，才能讨论决定是否捐献。然后，捐献组织会与医疗委托代理人联系，讨论捐献事宜。捐献组织解释流程并回答所有问题。可能需要对患者做一些检查，以确定器官的健康程度。

在捐献开始之前，家属有时间和患者道别。然后，患者被带到手术室，在那里进行器官摘除手术。在这段时间里，重症监护室医疗团队可以回答任何问题并为家属提供支持。

### 医护备注

■ 如果重症监护室医疗团队将捐献问题转交给捐献组织，请不要生气。这个组织非常了解整个过程，可以为你提供更具体的信息。

■ 一些捐献组织允许捐献者的家人在移植后与器官受者沟通。这可能是对他们的一点慰藉。如果你对此感兴趣，请向捐献组织提出。

# 第十四章
# 检验治疗是否恰当的关键问题

## 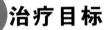治疗目标

什么程度的治疗对患者是最合适的？

医疗服务应在充分考虑患者期待和现实的情况下尽量满足患者的需求,使患者有一个可接受的生活质量。这也是重症监护室(ICU)团队推荐患者进行的操作、检查和用药的至高目标。治疗目标或医疗目标指的是根据患者所向往的生活方式进行个体化的医学治疗。比如说许多患者希望不惜一切代价维持生命,医疗团队就应穷极所有手段来维持生命。应该注意的是,除非患者另有说明,否则医疗团队就要默认使用所有方案来维持患者的生命。

患者的治疗目标同样也会随着疾病进展而改变。当患者实现治疗目标的能力发生变化时,其治疗目标也就会发生变化。举个例子,一位名叫 Sarah 的患者认为与家人一同就餐有助于提高她的生活质量。她认为这是一段与她最爱的人沟通感情的美好时光。然而不幸的是,一场疾病让 Sarah 入住了 ICU,该疾病使她的进食存在隐患。如果她吃东西发生了呛咳,她就可能患上致命的肺部感染。虽然异常珍视与家人共同就餐,但是为了安全,她不得不有所妥协。在这种情况下,ICU 团队和患者需要共同努力,调整治疗方式,制订一个折中的办法帮助患者达成目的。Sarah 和 ICU 团队在置入营养管进行肠内营养这一问题上达成一致,都希望她能尽快恢复进食功能。尽管 Sarah 暂时不能享受美食,但当家人去 ICU 探望时,她仍然可享受与家人在一起的时光。

当康复所需时间过长或操作过多时,治疗目标可能也会发生转变。随着患者所需康复时间的延长,他所需的治疗也会增多。在这种情况下,"穷极所有手段"可能不是正确的选择。比如说,因为 Sarah 的恢复很缓慢,所以 ICU 团队认为她留置营养管的时间要延长。然而,Sarah 非常怀念和家人一起就餐的时光,这对她的生活质量尤其重要。因此,她决定不再

等到她能够安全进食时再行动。尽管她知道食物可能会误吸入肺部并使她的病情恶化，但是 Sarah 现在就想立即进食。然后，Sarah 和 ICU 团队共同制订与新目标相匹配的新计划。Sarah 和 ICU 团队最后达成一致，慢慢吃软食可以给她带来与家人共餐的满足感，同时降低肺部感染的风险。患者和 ICU 团队之间的沟通和信任对于这一过程的顺利进行至关重要。

在入住 ICU 的整个过程中，因为患者情况可能会好转，也可能恶化，所以需要不断重新制订治疗目标。如果目标发生了变化，一定要告知 ICU 团队。对患者可能的恢复情况、他们对生活的偏好，以及关于如何实现他们所期望恢复能力的讨论是必不可少的。这个过程被称为共同决策，它将患者的目标与 ICU 团队的医疗知识相结合，以制订最佳治疗方案。

# 预立医疗计划

## 缺乏选择能力时的预立医疗计划

在不同的情况下，决定哪种医疗方式是首选，被称为预立医疗计划。预立医疗计划与预立指示一起记录在案。这些是法律文件，可帮助那些暂时做不了决定的人告诉别人，他想要什么样的医疗服务。预立指示有多种形式，如医疗委托代理人、生前预嘱和预立维持生命治疗（简称维生）医嘱。

# 持久授权委托书

## 谁将为患者做出决定？

医疗委托代理人（durable power of attorney，DPOA），简称代理人或委托人，指的是在患者不能做出医疗决定的情况下为其做出决定的人。重要的是，这与财务授权书是不同的。如果患者没有选择医疗委托代理人，根据法律，通常默认为近亲。只要是有决定能力和意愿允许，配偶就是第一顺位合法医疗委托代理人，其次是成年子女等。

在 ICU 中，导致患者无法自主选择治疗方式的原因有很多。这有可能是患者所患疾病本身、治疗药物或持续进行限制沟通的治疗的影响。当确定患者丧失能力（理解和沟通其选择的能力）时，医疗委托代理人成为决策者。然而，只要患者恢复了决策能力，那么他在任何时候都可以自己做出决定。

医疗委托代理人必须放下个人期待和个人愿望，才能为患者做出他想要的医疗决定，这是非常困难且具有挑战性的，同时也是具有荣誉感的重任。重要的是，患者和医疗委托代理人应当进行沟通，以确保医疗委托代理人能够获取患者想要传达的核心信息。这样，医疗委托代理人将对潜在医疗决策更加清楚。以下内容概述了二者对话的一些建议。

以下是选择最佳代理人的一些指南。

医疗委托代理人——如果你丧失行为能力，可以为你做出医疗决定的人。

■ 选择一个你信任的人，他能够提出困难的问题，并做出深思熟虑的决定。

■ 选择一个将与 ICU 团队一起并肩作战的人，能满足你的特定医疗护理需求和/或实现你所期望的基本生活质量。

■ 了解默认情况下你的医疗委托代理人是谁，并在必要时进行更改。

■ 医疗委托代理人必须年满 18 岁。

■ 请求他们同意成为你的医疗委托代理人。

■ 与你的医疗委托代理人一起讨论生前预嘱（参见"生前预嘱"和"生前目标"）。

■ 公布这个决定（具体程序取决于你所在州的规定）。

● 使医疗委托代理人合法并生效。

● 考虑将文档在线上传，以便在需要时可以轻松获取。

● 把复印件交给医生，然后就诊时随身携带一份。

● 请访问 NavigatingTheICU.com 获取有用的资源。

医护备注

■ 在无法参与的情况下，选择医疗委托代理人是确保你的愿望得到实现的最重要决定。你的医疗委托代理人可以更改你明确提出过的请求，例如你的生前预嘱中提到的内容。因此，选择合适的人至关重要。

■ 有时，默认的医疗委托代理人并不是实现你愿望的最佳选择。了解谁是你的默认医疗委托代理人，并在必要时进行更改。

■ 当第一医疗委托代理人不能履行职责时，你可以选择第二医疗委托代理人。详细信息请参阅你所在州的相关规定。

■ 如果你有任何顾虑或想更新此文件，请让你的护士为你联系相应的 ICU 代表。你可以在本次住院期间对其进行更新。

# 代表患者做出决策时的责任

## 对医疗委托代理人的寄语

作为医疗委托代理人，你有三个重要而光荣的责任。第一个责任是与患者讨论他们想要的医疗服务，以及他们愿意尝试多久来实现他们的目标。最好是在其需要任何治疗之前尽早进行这种讨论。此外，在任何能力的丧失和重大的生活变化之后，都需要再次讨论。请参阅"生前预嘱"和"生前目标"，并将其作为指南。

第二个责任是在患者需要的时候尊重他们的意愿。没有比用满足他们的医疗需求更好的方式来尊重他们并维护他们的尊严。是你使他们能够按照他们珍视的价值观生活和离世。你在赋予一个无能为力的人力量。

第三个责任是尊重和友善地对待自己，尽可能照顾好自己。为另一个人做医疗决策是非常困难的，尤其当这些决定是基于复杂的医疗信息时。当你被要求为所爱的人做出改变其人生的决定时，这些决定可能会产生不确定的后果。所以即使知道这是目前最好的方式，焦虑不安、自我怀疑和充满压力都是非常常见的。不幸的是，其他因素比如财务问题和家庭成员意见不一致可能会使做决定变得更具挑战性。请参阅第十章和第十一章，了解如何更好地对待自己和所爱之人的建议。

医护备注

■ 你并不是一个人在做决定。如果家人和朋友把患者的愿望放在首位，他们就会给予支持。在 ICU 内，社会工作者、护士、宗教服务人员、医生和伦理委员会都可以提供帮助。

■ 召开治疗目标会议（也被称为家庭会议）可以帮助解决冲突，使意见不一致的人统一意见。在会议中，ICU 团队和家属可以聚集在一起，商定一个最适合患者的计划。

■ 如果觉得不能胜任，你可以拒绝成为医疗委托代理人。这是对自己和患者的尊重，这是可以的。这也比不做任何决定要好。如果你对此有任何疑问，请询问 ICU 团队。

■ 如果你所爱的人丧失行为能力，并且没有预立指示，请使用生前预嘱和生前目标来思考他们想要什么。你所爱的人有没有和你、你的朋友或家人讨论过这样的情况？他们的反应是什么？是积极的还是消极的？下面内容可以帮助引导你思考你所爱的人可能更倾向于什么。"如果患者无法回应，且家属不了解患者的意愿"部分讨论了如何与 ICU 团队合作，为患者制订最佳治疗方案。

# 生前预嘱

## 怎样在以后无法做出决定的时候选择治疗方式

生前预嘱简单地记录了患者在需要却无法做出决定时希望接受或拒绝的医疗服务。患者可针对不同的疾病或情况选择其首选的医疗护理和生命支持措施。这些要求可以是概括性的，也可以具体到任何细节，但越具体越可以帮助医疗委托代理人更加容易地做出选择。

生前预嘱有其局限性。其中之一是患者可能不知道每种治疗对他们接下来享受生活的能力的影响。因此，他们可能无法自信地判断自己是否想要这种治疗。生前预嘱也无法概述对每一种可能的疾病和其潜在恢复过程的偏好。此外，当患者的意愿发生变化时，也需要及时更新生前预嘱。

在 ICU 的医疗过程中生前预嘱还存在两个问题。第一种是一个无法回应的患者没有立生前预嘱。当这种情况发生时，医疗委托代理人必须推测患者想要哪种医疗护理。因此，制订计划以防最坏的情况发生是很重要的。第二种是医疗委托代理人的决定有可能与患者的生前预嘱相矛盾并使患者接受其不想进行的医疗。幸运的是，如果选择了正确的医疗委托代理人，并告知患者的意愿，这些情况是可以避免的。

以下是一份生前预嘱指南。理想情况下，在做出决定之前，应尽早并反复讨论这些医疗情况。此外，在生活发生任何重大的变化或功能丧失后，尤其是在住院期间，应该及时进行修改。通过与 ICU 团队讨论，患者可以更好地了解治疗的效果。关注患者生活中的价值观、治疗如何影响其日常生活以及治疗需要多长时间是至关重要的。

生前预嘱：现在选择你想要的医疗方式，以防你以后无法做出决定。

■ 患者状况(此处列出 4 个类别)。

　● 丧失行动能力(脑损伤、严重感染等)。

　　○ 你是否想要:

　　　—气管插管。

　　　—气管切开。

　　　—管饲。

　　　—PEG 管(经皮内镜胃造口术管)。

　　　—全肠外营养。

　　　—透析。

　　　—输血。

　　　—抗生素。

　　　—外科手术。

　　○ 在一定时间内能否改善?

　　○ 能否恢复一定的功能(能够行走、交流等)?

　● 紧急情况(心搏停止或呼吸停止)时你是否想要:

　　　—气管插管。

　　　—胸外按压。

　　　—电击恢复心跳。

　　　—药物恢复心跳。

　　○ 在一定时间内能否改善?

　　○ 能否恢复一定的功能(能够行走、交流等)?

　● 濒临死亡或选择拒绝生命支持治疗。

　　○ 你是否想要:

　　　—缓解疼痛、恶心、焦虑、呼吸急促的药物?

　　　—特定的人在场?

　　　—音乐?

　　○ 你有宗教或精神层面的要求吗?

　　○ 对于离世的地点是否有要求(家里还是医院)?

　● 死亡后的偏好。

　　○ 你更倾向土葬、火化,还是将遗体捐赠以供医学教育或研究?

　　○ 你想成为一名器官捐献者吗?

■ 公布这些选择(具体程序取决于你所在州的规定)。

　● 使生前预嘱合法并生效。

　● 考虑将文档在线上传,以便在需要时可以方便访问。

　● 与你的医疗委托代理人和家人讨论。

　● 把复印件交给医生,然后就诊时随身携带一份。

　● 请访问 NavigatingTheICU.com 获取相关资源。

医护备注

　　■ 你可以根据自己的需要提供更为笼统或具体的信息,但更多的细节将有助于医疗委托代理人做出符合你意愿的决定。

■ 对于每种治疗方案,你可以接受、拒绝或委托给医疗委托代理人来决定。如果你选择委托给医疗委托代理人,你可以添加注释。这可能包括恢复的时间范围,或者只有在你有望恢复功能、过上有意义的生活时才接受治疗。

■ 与经历过该治疗的人或了解处于这种情况下的患者生活的医学专业人士进行讨论是很重要的。他们可以解释医疗护理如何影响患者的日常生活。上网搜索资料也是一个很好的备选方案。

■ 如果这个方法不适合你,请参阅"生前目标",以另一种方式来做这些决定。

# 生前目标

## 如何思考什么是重要的

生前目标是一种思考生前预嘱应该包括什么的方法。随着年龄的增长,人们会失去某些能力,但许多人仍然能够享受生活,直到某个时刻,因太多的功能丧失而无法继续享受生活。

此时需要思考什么是不可失去的,什么是可以牺牲的。但这需要将尽量多的剩余功能和目标来进行对比分析,也可能包括必须避免的某些功能的丧失。其中一些可能是简单的选择,比如是否需要呼吸机维持生命。而有一些可能非常困难,比如品尝食物的能力是否重要。通过确定让患者生命有意义的因素,医疗委托代理人和医疗团队可以有针对性地提供满足患者意愿的医疗服务。

准确预测什么能让一个人的生活变得充实满足可能是非常困难的。然而,患者必须要做出这样的选择。只有患者本人知道自己需要保留的功能和必须避免的失能,两者结合才能保证患者以后的生活是有意义的。另一种替代选择是让别人猜测哪些功能可以失去,哪些失能可以容忍。

列出相关清单,考虑所需的功能或无法接受的情况。有了这些选择,也要考虑一下时间因素。例如,如果需要使用呼吸机 1 个月是否可以接受?如果需要用 6 个月甚至终身使用,决定会发生变化吗?并不是所有的问题都需要回答或明确方向。在生活发生重大变故、任何功能丧失以及住院期间,都应该重新考虑这些问题。重要的是,如果患者需要基本生命支持才能抗击疾病,这必定会减少那些想保留的功能、增加那些绝对不想要的功能障碍,此时,舒缓治疗应该成为重点。

■ 生活中有哪些优先事项和目标?

- 进食
- 烹饪
- 行走
- 运动
- 看电视
- 参加活动
- 与人相处

- ● 缓解病情
- ● 居家
- ● 与人沟通
- ● 认识他人
- ● _____
- ● _____

■ 什么情况下不值得活着?

- ● 呼吸急促
- ● 疲劳
- ● 疼痛
- ● 无法控制排便或排尿
- ● 不能移动腿部(截瘫)或四肢(四肢瘫痪)
- ● 需要呼吸机辅助呼吸
- ● 需要通过气管开孔呼吸(气管切开)
- ● 需要通过胃插管(PEG 管)进食
- ● 需要在腹部开孔排尿或排便(肾造口术、结肠造口术)
- ● 每周需要多次透析
- ● 需要辅助洗澡、上厕所、搬家或吃饭
- ● 康复机构的全职护理
- ● 来自家人的全职护理
- ● 成为家庭的经济负担
- ● 无法沟通
- ● 无法认人
- ● 不能自己做决定
- ● _____
- ● _____

医护备注

　　■ 医疗委托代理人需要知道这些选择,并且这些选择需要在你的预立指示中概述出来。

# 一个关于预立医疗计划重要性的故事

　　布伦达(Brenda)是 ICU 的一名患者。她完全清醒,对一切都一清二楚。她能看、能听、能闻、能尝、能感觉。然而,她无法抬起手指,无法大声呼救,无法自主呼吸,也无法控制排便。她只能移动身体的一部分——她的眼睛。这是她唯一的沟通方式。

　　当我拿着一块写着字母表中所有 26 个字母的提示板时,我跟着她的眼睛移动,向下、向下、向左。我用手指在字母板上移动,从一个字母移动到另一个字母,向下,向下,向左。"P?"我猜。她闭上眼睛,确认了她想告诉我的第一个字母。她睁开眼睛,我把手指放回字母

板中央。向上,向上,向左,向左:A。她闭上眼睛。向下,向下,向右:I。眼睛再次闭上。向下,向左:N。在她闭上眼睛之前,我问她:"疼痛(pain)?"我试图加快这个令人沮丧的缓慢过程。她闭上了眼睛。"哪里疼?"我问。向右、向左、向下、向上:L……E……G……S(腿,legs)。对于布伦达想要表达的一切事情,这是她唯一的沟通方式。

她尽量用最少的字母来表达自己的需求。错误是经常发生的,这迫使我们经常从头开始。我们做了一些记录了布伦达常见要求的提示板,但仍然有很多事情需要她用眼睛一个字母一个字母地拼写出来。许多要求也因为沮丧和疲惫而被迫放弃。

布伦达患有可以导致瘫痪的格林-巴利综合征。除了她的自主移动能力之外,其余一切都正常。谢天谢地,她的眼睛幸免于难。因为布伦达不能自主呼吸,所以她需要呼吸机辅助通气。通过在气管上切开的一个洞维持她的呼吸(气管切开)。同时她也无法吞咽,所以我们用 PEG 管将流质食物送入她的胃内进行肠内营养。护士经常给她翻身,这样她就不会出现压疮,并在她弄脏自己后给她洗澡。

我们花了很多时间陪伴布伦达,但大部分时间她是独自躺在床上的。只有在看着她的眼睛时,我们才能感觉到她深深的恐惧。她的提示板上有一个词高频出现——焦虑。

到第一个月末,布伦达变得神志不清(精神错乱),医疗团队再也无法判断她是否能自己做出决定。根据法律,她的医疗决策权随后转移给了她最近的近亲,她已不太熟悉的姐姐(医疗委托代理人)。当我们给她姐姐打电话时,她姐姐对自己的新职责感到惊讶。她们已经好几年没有说过话了。在这一点上,布伦达无法控制接下来要发生在她身上的事情。

她的姐姐认为布伦达的目标是获得健康(治疗目标),所以医疗团队制订相应的治疗方案来实现这一目标。在经过 1 个月的瘫痪、焦虑和谵妄之后,她的病情好转,她慢慢恢复了自己的功能。

由于长期卧床,布伦达身体虚弱,无法将手从床上抬起来(重症监护后综合征)。她被转院至一个特殊的机构,在那里她花了几个月的时间恢复体力并重新学习如何走路(康复)。她必须重新学会如何说话,这一次她在气管切开的部位使用了说话瓣膜。最终,布伦达好转并且出院回家了。

我分享布伦达的故事有几个原因。第一个原因是这个故事展示了有了先进的医疗手段后生活会是什么样。对有些人来说,布伦达最糟糕的经历是他们的日常经历。了解医疗手段会如何影响你的日常生活对考虑自己的治疗目标会很有帮助。有些人对这些变化感到满意,而另一些人则不以为然。所以只有你自己才能替自己做决定。

第二个原因是强调时间的重要性。有些人想穷尽所有的治疗,无论需要多长时间,而另一些人则无法忍受无限期使用基本生命支持治疗。对布伦达来说,事后她也表明,她从不希望经历那种丧失功能的时刻。在第一个月的治疗中她没有提出异议。但在她失去表达能力后,她无法改变想法。同时她也没有立生前预嘱,也没有知道她想法的医疗委托代理人,所以最后别人替她做了进行之前的治疗的决定。在她康复后,布伦达表示她当时希望在第一个月她没有反应后就顺其自然,而不是经历这些巨创治疗。她同时也是幸运的,她的病没有持续太久。有些人接下来的生活都会被困在她当时的处境中。他们错过了告诉医疗委托代理人他们愿意坚持多长时间的机会。

第三个原因是表明选择正确的医疗委托代理人并向其传达你的想法的重要性。布伦达的医疗决定权是给了不熟悉她想法的姐姐。她姐姐认为自己做的决定是正确的,尤其是当布伦达活下来后更加坚定了这个想法。然而,在当时应该提供布伦达自己想要的医疗服务。

在那种情况下,她其实宁愿平静地死去,也不愿经历那些治疗。尽管她的医疗委托代理人认为这是一个正确的决定,结果也的确是她活了下来,但这对布伦达来说是一个错误的决定。因此,你必须明确知道你的医疗委托代理人是谁,并确认他们能够做出恰当的决定来支持你想要的治疗方式。很多时候,家属会选择最积极的护理,希望患者能够康复。诚然,只有与你的医疗委托代理人讨论这些问题,他们才能知道你的生活目标是什么,继而能够让你得到你想要的治疗。

# 维持生命治疗的医嘱(POLST 或医疗 OLST)

## 如果患者可能在一年内患重病

如果医生认为患者可能需要在一年内做出重大医疗决定,则可能需要开具一份"维持生命治疗的医嘱"(physician orders for life-sustaining treatment,POLST)表。该表直接针对患者进行个性化设置,概述了所有医务人员将遵守的医嘱。各地对这类文件都有不同的规定,医务人员可以解释其细节。即使使用了此表,与值得信赖的医疗委托代理人沟通仍然很重要,因为医疗委托代理人还可以根据患者的要求做出调整。

医护备注

■ 根据你所在州的不同,该医嘱名称可能会有所不同。

■ 如果你对该预立医疗计划感兴趣,请与医生讨论。在你所在的州可能使用不同的表格来帮助你的亲人。

# 帮助整理思路的实用在线资源

现在有许多预立指示,根据你所在州的不同而有所不同。为了更加方便,本书提供了一些有用的资源,可以在 NavigatingTheICU. com 查询。同样,ICU 的工作人员可以向你提供你需要的帮助、建议或与你进行交谈。

美国律师协会为预立医疗计划提供了有用的文件。他们讨论了如何为可能发生的事情做出计划,如何选择医疗委托代理人,以及对医疗委托代理人提供有用的提示。

MyRegistry 提供了创建生前预嘱和选择医疗委托代理人的功能。预立指示也可以上传。这些可以在线保存,与他人共享或供医务人员访问。

美国国家临终关怀和姑息治疗组织提供了许多资料,用于解释预立医疗计划和预立指示。

医护备注

■ 你能够也应该重新评估这些文件。你的偏好可能会随着时间的推移而改变。

■ 这些文件有助于减轻你的医疗委托代理人在需要做出决定时所感受到的

负担。

■ 询问你的医疗团队是否需要为你或你所爱的人提供任何其他预立指示。

■ 一定要仔细核对你所在州的规定。

# 如果患者不能回应,且家属不了解患者的意愿

## 与 ICU 工作人员沟通,确保患者的治疗是正确的

许多家庭中患者没有和家属就他们的医疗偏好进行过交谈。这没有关系,也是很常见的。当这种情况发生时,回想一下患者之前的生活状态并将其与可能的康复情况进行比较,有助于指导决策。这通常发生在治疗目标会议上。

这个会议的目标是将 ICU 团队和患者家属聚在一起讨论最适合患者的治疗,也可以称为家庭会议。通常,召开这个会议是因为患者病情严重,需要就治疗方向做出决定。

会议一开始介绍每个人的身份。ICU 团队可能会询问患者家属对患者当前疾病的了解程度。然后,ICU 团队可能会总结到目前为止患者的情况。他们也可能对患者患病前的情况感兴趣。例如,ICU 团队可能会询问患者生活中发生的事、患者喜欢做什么以及患者在生活中的价值观。ICU 团队希望了解患者的价值观,了解患者的偏好,借以理解患者活下去的信念是什么。患者家属也应帮助 ICU 团队判断当前的治疗是否适合患者。

ICU 团队也可能会告知一般情况下患者的康复情况,患者可达到的康复程度、康复终点,以及康复的持续时间,可以让家属对患者的未来有一个大体预期。如果这种预期不适合患者,ICU 团队和家属将共同制订一个最符合患者利益的计划。

医护备注

■ 患者的未来可能并不明确。家属和 ICU 团队所能做的就是利用他们的经验和知识来帮助指导这次对话。

■ 想象一下,如果你所爱的人只能醒来 10 分钟,看到发生在他身上的一切,并了解未来可能是什么样子,他会说什么,这可能会对你的决定有所帮助。

■ 寻求其他的家庭成员和朋友的支持是很有帮助的。在之后的治疗目标会议中,他们可以一起倾听并帮助记住(或写下)会议细节。

■ 可以通过电话或视频通话进行会议,也可以通过电话和视频通话邀请重要人士参加会议。

■ 请参阅“生前预嘱”和“生前目标”部分,了解如何让你所爱的人过上有意义的生活。

# 第十五章

## 在讨论患者生命结束时可能涉及的重要话题

本章重点介绍了在当前医疗服务可能无法实现患者治疗目标时的一些可用选择。首先，介绍了能够采取的不同治疗方向。然后，为那些需要更多时间做出决定的人提供了选择的机会。最后，介绍了医疗团队和家属如何在患者临终前给予安慰。

姑息治疗有助于减轻患者痛苦。有时姑息治疗与临终关怀会互相混淆，姑息治疗是为所有患者提供的，包括那些尚未接近生命终点的患者。事实上，所有的医疗护理都有姑息治疗的成分。当患者从手术中复苏时，镇痛药、对症治疗和帮助患者应对任何身体变化都可被视为姑息治疗。

有些医院有姑息治疗科，专门为患有严重疾病的人提供姑息治疗。该科室经常与 ICU 一起合作，由医生、护士和其他医务人员组成，专注于治疗影响患者生活质量的病痛。他们试图通过缓解患者的身体和情绪不适来提高患者的生活质量。他们还可以帮助调整医疗服务与患者治疗目标的差距。这可能意味着治疗重点要转移到舒缓治疗上。重要的是，治愈患者的医疗活动与姑息治疗是可以同时进行的。

医护备注

■ 姑息治疗越早越好。患者及家属都会从中受益，尤其是在疾病早期开始时，受益更多。

■ 如果你所在的医院有姑息治疗科，你可以请求姑息治疗科进行会诊。

■ 姑息治疗科的咨询费用可能由你的保险支付。你可以随时与医疗团队核实。

临终关怀是在治疗疾病已经不是首要目的时使用的治疗。它包括姑息治疗但专门用于临终情况。如果医务人员确定患者只能存活不到 6 个月，他们可以建议患者接受临终关怀。

一般来说，旨在治愈疾病的医疗干预措施会停止，但治疗身体和情绪上的不适的措施会延续。例如，给予镇痛、止吐和抗焦虑药物会让患者有更多的时间做他们想做的事情。而这些治疗可以在医院进行，也可以居家自主进行。

临终关怀绝不代表"放弃"。它只是将重点从治愈疾病转变为将时间花费在患者看重的事情上。当时间有限时，这种重点转变对患者来说很重要，因为这可以提高他们的生活满意度。有些患者认为与其在医院接受无望的治疗，不如用剩下的时间居家与家人相伴。

临终关怀团队可以帮助患者实现他们的治疗目标。这个团队包括医生、护士、社会工作者和宗教服务人员。有时候可能还包括其他人，如物理治疗师、职业治疗师、语言治疗师，还可以借助其他众多医疗设备。临终关怀团队也可以安慰家属。他们可能会建议采用临时看护（让患者家属暂时休息一下）、互助小组等各种方法。

医护备注

■ 临终关怀的费用可能由保险支付，但你可以再核验一下。

■ 要了解临终关怀机构提供的医疗服务品质，你可以咨询一下他们平时评估治疗的方式并且要求查看他们的数据。你可以在不同临终关怀机构间进行比较。

ICU 内当后续治疗不再匹配患者的治疗目标时，开始舒缓治疗。这一决定将停止维持患者生命的医学治疗。因为这种治疗在维持患者生命的同时，也可能延长他们的痛苦。生命维持治疗，如使用升压药和呼吸机等，会逐渐被用于减轻患者痛苦的治疗方法代替。舒缓治疗的决定是由有自主选择权的患者或医疗委托代理人做出的。如果患者不会很快死亡，他们可转院到临终关怀机构。"舒缓治疗——在临近死亡时关注患者的舒适"部分详细地介绍了这一过程。

# 如果需要更多时间来决定患者的适当归宿

决定亲人是否应该放弃治疗是非常痛苦的。通常，很多非常重要的问题往往没有一个明确的答案。因此，焦虑的家属会觉得他们没有足够的时间去考虑要继续治疗还是要舒缓治疗。

需要更多的时间做决定是被允许的。家属应该告诉医生自己需要更多时间来考虑。然后，医生会定一个合理的时间让家属能够做出最好的决定。虽然不需要马上做出决定，但这一抉择不可避免。

此时此刻可选择的其他方案是短期试探治疗和不升级治疗。短期试探治疗包括给患者一定的时间对治疗做出反应。如果在这段时间内有康复的迹象，治疗可以继续。如果在这段时间内没有康复的迹象，家属和医疗团队可以采取舒缓治疗。这给予了患者一个治疗的机会。第二种选择是不升级治疗。这意味着仍进行积极的医疗处理。然而，即使患者的健康状况恶化，也不会追加延长生命的治疗方法。如果患者的心脏停止跳动，医疗团队将不会尝试心肺复苏。那些不想移除生命支持治疗的人可能偏好这个选项。然而，若进行持续的治疗，ICU 团队就无法确保患者尽可能舒适。重要的是，这些选择仍然应该符合患者的治疗目标。

如果患者家属认为 ICU 团队没有尊重他们的意见，可以向伦理委员会寻求帮助。伦理委员会与 ICU 团队是相互独立的，而且有处理严重分歧的经验。当家属和医疗团队出现矛盾时，他们可以帮助协商解决。

每当需要做出困难的决定时，邀请独立的第三方来讨论也是一个选择。患者家属可以将此请求提交给医疗团队。有关更多详细信息,请参阅"第二意见"部分。

如果选择继续积极处理,患者家属应该向医生提出来。讨论这些治疗将如何影响患者的日常生活至关重要。此外,家属要知道这些治疗将要进行的地点(ICU、专业护理机构、居家等),以及这些环境中的治疗提供者。同时也要考虑财务因素和时间因素。千万不要因为没有考虑到客观因素而中途放弃照顾患者。

# 舒缓治疗——在临近死亡时关注患者的舒适

舒缓治疗的目的是在停止延长生命和治愈疾病的治疗时给患者提供身心慰藉。当继续进行治疗已无法帮助患者获取他们想要的生活方式时才会做出这个决定。

专注于舒适并不等同于让患者死亡,相反,医疗手段依旧是重病患者生命仍然维持的唯一原因。如果没有这种支持,患者早已不存在。舒缓治疗可以让患者舒适地休息。这能够减轻患者的挣扎,并使其自然、平静地接受死亡。

舒缓治疗过程如下所述。家属通常会问一些问题,患者多久会离世?他会有什么感觉吗?这期间家属能待在病房里吗?之后会发生什么?当然每个问题的答案取决于患者本身,这里提到了一些常规答案。如果需要的话,整个医疗团队都会提供帮助。

每个 ICU 都有不同的方式来帮助家属在这一时刻尊重患者并提供慰藉,包括打印心电图、通过心电监护仪显示患者心跳,或者取患者手部印记。有些家属喜欢给患者带来他们最喜欢的东西,比如毯子、毛绒玩具或照片。给患者剃须、喂水,放他们最喜欢的音乐,用湿毛巾给他们的额头降温或美甲等。在这段时间里,可以允许患者享受一些他们喜欢的简单的快乐。也可以要求牧师、宗教服务人员和社会工作者到场。

医护备注

■ 如果你对其中的任何一项感兴趣,请向护士咨询是否可行。

■ 你可以询问 ICU 的工作人员,他们是否有其他办法或资源帮你应对这段时间。

器官捐献组织有可能会来联系讨论器官捐献事宜。如果有器官捐献意向但没有登记,请告知护士。

当决定过渡到舒缓治疗时,只用给患者服用能让他们感到舒适的药物。可使用多种药物组合。阿片类药物,如吗啡,可以减轻疼痛,缓解缺氧带来的窒息感。咪达唑仑等苯二氮䓬类药物可减轻焦虑。抗胆碱能药,如格隆溴铵,可以减少唾液分泌、防止咳嗽。要保证患者在此期间不会感觉到任何不适。

其他延长生命的医疗设备和治疗可能会停止。在家属和医疗团队准备就绪之后,气管插管也会被拔除。虽然患者不会感到任何痛苦,但是很多家属会不忍心观看。吸痰后放松气囊,然后将气管插管拔除。通常不会给患者吸氧,因为吸氧也是一种维持生命的治疗。

在这些治疗停止后,ICU 团队将继续以各种可能的方式安慰患者。医护人员停止不必要的治疗,努力创造一个舒缓的环境,如有需要,可以继续给药。患者可能听起来像是在通过唾液呼吸,这也被称为临终哀鸣,家属会感觉更加不安。不幸的是,这些唾液可能很难吸出,而且试图吸痰会引起更多不适。当然,家属依然可以要求护士尝试不同的方法来安慰患者。

　　患者家属可以握住患者的手，播放患者最喜欢的音乐，与患者交谈，或者做任何感觉自然的事情。死亡的时间取决于患者的病情，医疗团队可以指导家属。

　　患者去世后，家属可以陪伴患者一段时间。不幸的是，ICU 的床位时时刻刻都无法空置，这个房间必须为下一个患者做好准备。护士可以告知家属在这个房间里大概可以待多久。家属离开后，ICU 工作人员将患者送到太平间。之后的安排通常由殡仪馆完成。护士将告知家属这些细节。

### 医护备注

　　■ 当患者离去时，你可能会希望自己不在场。这没有问题，在或不在患者床边是一样的。请放心，你所爱的人舒缓离世，并非孤独离去。

　　■ 如果你无法赶到床边，可以选择通过视频通话陪伴患者。你可以询问护士这是否可行。

　　■ 你的身心和情绪健康对你的康复很重要。请参阅第十一章，以便你从这段时间中恢复过来。

　　■ ICU 可能会有一个丧亲包，上面列出了亲人去世后需要做的事情。此时处理任何事情都很艰难，而这个丧亲包可以简单告知你该怎么做。如果没有丧亲包，你可以要求 ICU 团队写下需要做的事情以及与谁联系咨询。

# 词 汇 表

1.急性(acute)——新出现、进展迅速的或严重的问题。
"我们认为这是一种急性疾病,因为你从未经历过令你感觉如此不适/不舒服/难受/糟糕的事情。"

2.慢性疾病急性加重(acute on chronic)——既往基础疾病突然恶化。
"她新发的肺部感染使她已受损的肺部情况更差,称之为慢性疾病急性加重。"

3.觉醒状态和定向能力(alert and oriented)——通过询问患者姓名、日期、地点及为什么会在这里来评估大脑功能。
"如果他知道自己的姓名和目前的日期,说明他的觉醒状态和定向能力完整。"

4.麻醉(anesthesia)——在操作过程中为患者提供舒适化诊疗的药物或人。
"麻醉药物使患者感觉不到疼痛。"

5.缺氧(anoxia)——体内无氧气。
"如果他不接受氧疗,那么缺氧会损害他的大脑。"

6.动脉(artery)——将氧合血液从心脏输送至外周器官的血管。
"我们可以通过动脉血样评估体内氧气含量。"

7.误吸(aspirate)——通常是指将食物或者液体吸入肺部。
"我想明确他晚餐后立刻出现的呼吸困难是否与误吸有关。"

8.基线(baseline)——患者的正常值。
"患者的血压相比基线水平偏低,但是他感觉良好。"

9. 卧床（bedrest）——躺在床上休息以帮助恢复。
"在我们升高他的血压前，患者必须卧床休息。"

10. 血栓（blood clot）——由血细胞黏附形成的圆形物质，可造成血管堵塞。
"我们通过药物或下床活动来预防血栓形成。"

11. 负荷剂量（bolus）——在短时间内给予大量的药物。
"因为她太疼了，我们要给予负荷剂量的镇痛药。"

12. 心动过缓（bradycardia）——通常情况下心率低于 60 次/分。
"只要她感觉良好，我们就不用担心她心动过缓。"

13. 呼吸缓慢（bradypnea）。
"如果她继续出现这种呼吸缓慢的情况，我们不得不帮她提高呼吸频率。"

14. 导管（cannula）。
"氧气通过鼻导管进入她的鼻子。"

15. 心脏（cardiac）。
"在给予改善心脏功能的药物治疗后，她的心脏功能较前好转。"

16. 导管（catheter）。
"药物通过静脉导管进入她的血液循环。"

17. 大脑（cerebral）。
"因为她行为正常，所以我不担心她会有任何脑损伤。"

18. 慢性（chronic）——持续存在或者反复出现的问题。
"告诉我你多年来的慢性背痛通常是如何缓解的。"

19. 栓子（clot）——由血细胞黏附形成的圆形物质，可造成血管堵塞。
"我们担心，如果你不下床活动，你的腿部会形成血栓。"

20. 代偿（compensate）——身体暂时适应问题的能力。
"他通过多次深快呼吸来代偿其低氧水平。"

21. 能力（competence）——患者做出符合其护理目标的决定的能力。
"因为她能理解不同的选择并做出合理选择，所以她有能力做出符合自身护理目标的决定。"

22. 并发症（complication）——医疗过程中未预料到的不良反应。
"他的血栓是药物相关严重不良反应。"

23. 收缩（constrict）——收紧或紧缩。
"过敏反应会使喉咙收缩而导致呼吸困难。"

24. 造影剂（contrast）——医学上指可以在影像学检查中显示出人体结构和液体的药物。
"增强 CT 显示脑部有一条堵塞的血管。"

25. 危急（critical）——患者状况正在恶化或可能会迅速恶化。
"她仍处于危急状态，所以我们会密切关注她的情况以防进一步恶化。"

26. 计算机断层扫描（CT scan）——使用一种"O"形机器，通过 X 线以非常详细的方式查看患者身体的内部情况。
"为了查看她是否患有脑损伤，我们将对她进行脑部 CT 扫描。"

27. 氧饱和度下降（desaturate/desat）——患者氧气水平突然下降。
"当她站起来时，氧饱和度突然下降，因此我们给了她更多的氧气。"

28. 诊断（diagnosis）——识别疾病或问题的过程。
"根据患者的症状和检查结果，诊断为肺炎。"

29. 舒张压（diastolic blood pressure）——心脏在搏动之间处于放松状态下的血压。
"因为她很紧张，所以她的舒张压可能会更高。"

30. 扩张（dilate）——扩大或打开。
"一些药物会使血管扩张，以便向该区域输送更多的血液。"

31. 出院/渗液（discharge）——出院或从某个区域渗出的液体。
"由于你将在本周出院，在出院前任何有关生活的注意事项都应知晓。"
"由于静脉注射点发红并有渗液，我担心它可能感染了。"

32. 敷料（dressing）——保护性覆盖物。
"中心静脉导管的敷料脱落了，所以我要更换一下。"

33. 输液（drip）——液体或药物通过静脉持续输注。
"我们正在输液以确保她的血压正常。"

34. 深静脉血栓形成（DVT）——一种静脉中的血栓，通常在腿部形成。
"她只有一条腿肿胀和疼痛，这是深静脉血栓形成的征兆。"

35. 染料（dye）——一种可以在医学检查中显示人体结构和液体的药物。
"头部 CT 检查将使用染料来查看脑损伤的位置。"

36. 呼吸困难（dyspnea）。
"你可以看出她呼吸困难，因为她需要很费力才能呼吸并且看起来很不舒服。"

37. 超声心动图（echo，echocardiogram）——一种使用声波测量心脏大小及功能的检查。
"每个患有此心脏问题的患者都要做超声心动图检查。"

38. 心电图（EKG/ECG，electrocardiogram）——一种测量心脏电信号以确定心脏工作情况的检查。
"因为她的心电图不正常，我们需要进行一些实验室检查来明确她的心脏是否有问题。"

39. 呼气末二氧化碳（end-tidal $CO_2$）——呼出的二氧化碳量。通常正常值为 $35\sim45$ mmHg。
"她的呼气末二氧化碳为 40 mmHg，说明她的呼吸正常。"

40. 肠内营养（enteral nutrition）——通过胃管或肠道管给予的液体营养。
"因为他无法摄入足够的食物，我们会给他进行肠内营养，以提供额外的能量。"

41. 衰竭（failure）——机体某项功能停止工作，影响整个身体正常运作。
"他呼吸衰竭导致他无法吸入足够的氧气。"

42. 液体（fluid）——包含电解质的水，通常通过静脉输液进行补液。
"我们正在给她输液以补充她呕吐和腹泻失去的大量液体。"

43. 随访（follow-up）——后期与医护人员会诊以讨论问题。
"我们一周后随访，确保你的症状没有恶化。"

44. 胃肠道（GI，gastrointestinal）——由口腔、食管、胃、小肠、大肠和肛门组成的消化系统。
"手术后胃肠道反应迟缓是正常的。"

45. 葡萄糖（glucose）——血中葡萄糖。
"我们每 6 小时检测一次他的血糖，以确保血糖水平正常。"

46. 心率（heart rate）——每分钟的心跳次数，通常 $60\sim100$ 次/分为正常。
"如果感觉良好，心率低于 60 次/分是正常的。"

47.肝脏的(hepatic)——有关肝脏。
"实验室肝功能数据提示他已经存在肝损伤。"

48.高碳酸血症(hypercarbia)——血液中二氧化碳积累,通常高于 45 mmHg。
"这将使他呼吸更快,可避免高碳酸血症的发生。"

49.高血压(hypertension)——数值取决于 ICU 患者。
"对这个程度的高血压患者通常需要给予降压药物。"

50.低血糖(hypoglycemia)——通常血糖低于 70 mg/dL。
"为了预防低血糖,我们会给他一些含糖的液体。"

51.低血压(hypotension)——通常收缩压低于 90 mmHg 或平均动脉压低于 65 mmHg。
"她有低血压,所以我们正在给予她药物以提高血压。"

52.低体温(hypothermia)——通常低于 95 ℉(35 ℃)。
"因为她体温过低,我们正在用毯子给她复温。"

53.低氧血症(hypoxia)——体内氧气水平过低。
"他的足趾发青是低氧血症的结果。"

54.激励式肺活量计(incentive spirometer)——增强肺功能的工具。
"如果你每小时使用 1 次激励式肺活量计,你将会更早地离开 ICU。"

55.失禁(incontinent)——无法控制小便或大便。
"因为她大小便失禁,我们需要经常清洁她的皮肤。"

56.输注(infusion)——经由静脉注射液体、药物或血液。
"连续的静脉输液将持续几天。"

57.置入部位(insertion site)——医疗设备进入身体的位置。
"中心静脉导管置入部位发红,所以我认为需要拔除。"

58.干预(intervention)——采取行动改变患者的情况。
"恢复血液流到他的心脏的干预措施挽救了他的生命。"

59.静脉内(intravenous)——通过静脉(用药)。
"正在通过静脉注射的方式给她镇痛药。"

60. 侵入性(invasive)——一种需要进入患者体内的治疗方法。
"因为我们需要在你的皮肤上打一个小洞，所以这个操作是侵入性操作。"

61. 隔离(isolation)——使用防护装备和隔离房间防止疾病在医务人员或患者之间相互传播。
"因为咳嗽会传播病毒，他正在接受隔离治疗。"

62. 静脉营养(IV nutrition)——由静脉给予营养。
"为了帮助她在不能进食的时候恢复体力，她将接受几周的静脉营养治疗。"

63. 意识水平(level of consciousness)——患者的思维和行为方式。
"他的意识水平发生了变化，我们很担心他可能有脑损伤。"

64. 生命支持(life support)——向器官功能衰竭患者提供支持或替代的医学疗法。
"心血管药物是现在支持他心脏的唯一生命支持方式。"

65. 平均动脉压(mean arterial pressure, MAP)——动脉的平均血压。通常高于 65 mmHg。
"如果 MAP 低于 65 mmHg，我们会给予更多的药物来提高血压。"

66. 黑便(melena)——当大便内含有血液时，它会变得暗黑而有点油腻。
"因为他有黑便，所以我们认为他的上消化道某处出现了出血的问题。"

67. 精神状态(mental status/mentation)——患者的思维和行为方式。
"因为他的精神状态改变了，我们担心他可能有脑损伤。"

68. 功能锻炼(mobilize)——在床上或下床后进行的锻炼。
"今天尽量在椅子上进行功能锻炼，这样可以增强体力。"

69. 监护仪(mobilize)——显示患者生命体征的设备。
"他在接受持续心电监护，所以我们可以看到他的心率变化。"

70. 磁共振成像(MRI)——通过一个"O"形机器拍摄患者体内详细图像的技术。
"头颅磁共振成像可以准确显示脑损伤的位置。"

71. 正常窦性心律(normal sinus rhythm)——正常的心跳，频率为 60～100 次/分。
"她在住院期间一直保持正常窦性心律。"

72. 手术室(operating room)——进行手术的地方。
"他将在手术室待几小时，所以现在是你吃午餐的最佳时机。"

73. 造口(ostomy)——手术制造的开口,用于排泄粪便或尿液。
"在经历大肠感染后,他需要进行肠道造口。"

74. 血氧饱和度(oxygen saturation)——血液中的氧气百分比。正常值≥92%。
"因为低氧血症对她来说是正常的,所以她的血氧饱和度>90%是可以接受的。"

75. 安全检测员(patient safety attendant)——监护患者安全的相关人员。
"安全检测员会在晚上观察你的父亲,确保他不会发生坠床或者下床后跌倒。"

76. 诊疗计划(plan of care)——针对患者疾病的医疗计划。
"目前的诊疗计划是使用抗生素治疗感染,同时监测患者是否出现并发症。"

77. 口服(PO)——通过口腔服用药物、食物或液体。
"因为我们不能确定他的吞咽功能是否受到影响,所以要小心任何口服的东西。"

78. 灌注(perfusion)——血液流到某一部位。
"由于血液灌注不足,所以他的足趾很冷。"

79. 血管加压素(pressor)——升高血压的药物。
"她需要血管加压素将她的血压提高到正常水平。"

80. 预后(prognosis)——预测疾病或问题的进展。
"患者病情十分严重,预后很差。"

81. 诊疗医生(provider)——进行疾病诊断并为患者治疗的医生、执业护士或医生助理。
"医生开了药并让护士给她输液。"

82. 肺部(pulmonary)。
"我认为他今天呼吸状况好转,这表明他的肺部问题正在改善。"

83. 转移性疼痛(referred pain)——伤口之外的地方感受到的疼痛。
"胸管通常会引起肩部的转移性疼痛。"

84. 康复(rehabilitation/rehab)——恢复身体功能的过程。
"摔倒后,患者需要进行物理康复来正常地行走。"

85. 肾脏的(renal)。
"她的肾脏出现感染后,她出现了肾损伤的症状。"

86. 呼吸窘迫（respiratory distress）——患者呼吸困难。
"如果他的呼吸窘迫症状加重，我们可能需要进行气管插管机械通气。"

87. 呼吸频率（respiratory rate）——每分钟的呼吸次数。正常值为 12～20 次/分。
"睡觉时呼吸频率低于 12 次/分是正常的。"

88. 血氧饱和度（sats）——血液中的氧气百分比。正常值≥92％。
"我们提高了给氧浓度，她的血氧饱和度有所改善。"

89. 分泌物（secretion）——口腔、喉咙和肺部中的唾液和痰液。
"气道分泌物引起她咳嗽，导致呼吸机报警。"

90. 脓毒症（sepsis）——因感染导致身体功能障碍。
"她看起来有脓毒症，所以我们要给她行抗生素治疗，同时密切监测她的生命体征。"

91. 休克（shock）——组织器官无法获得足够氧气。
"心脏病发作后心脏无法有效泵血，所以患者处于休克状态。"

92. 护工（sitter）——监护患者安全的相关人员。
"护工会在晚上观察你的父亲，确保他不会发生坠床或者下床后跌倒。"

93. 嗜睡（somnolent）——困倦。
"我担心他会因为嗜睡发生误吸而导致窒息。"

94. 痰（sputum）——口腔、喉咙和肺部中的唾液和痰液。
"咳痰将会使她的呼吸更加顺畅。"

95. 稳定（stable）——患者情况恶化的风险非常小。
"他目前状况稳定，不需要给予过多监测。"

96. 造口术（stoma）——通常指气管造口术或者胃造口术。
"通过手术进行气管造口术将有助于你呼吸。"

97. 症状（symptom）——身体关于疾病或问题的外显方式。
"根据你的症状，我们认为你可能存在感染。"

98. 收缩压（systolic blood pressure）——心脏跳动/收缩时的血压。
"她的收缩压太高了，我们需要给她使用降压药物。"

99. 心动过速（tachycardia）——心跳超过 100 次/分。

"发热通常会引起心动过速。"

100. 呼吸急促（tachypnea）——呼吸频率超过 20 次/分。
"焦虑会导致他呼吸急促。"

101. 组织（tissue）——体内组成器官的部分。
"组织需要氧气，否则器官可能会受到损伤。"

102. 滴定（titrate）——缓慢调整治疗的量。
"护士会通过滴定调整氧气浓度，直到患者感到舒适。"

103. 全肠外营养（total parenteral nutrition，TPN）——通过静脉给予营养。
"在她的肠道恢复之前，她将接受一段时间的全肠外营养。"

104. 管饲（tube feed）——通过管子将营养液送入胃或肠道。
"在她接受气管插管呼吸机辅助通气期间，她将通过管饲获得营养。"

105. 不稳定（unstable）——患者的生命体征可能在短时间内恶化。
"因为这位患者极不稳定，所以我们必须做好准备。"

106. 血管扩张剂（vasodilator）——降低血压的药物。
"她需要使用血管扩张剂将血压降至正常水平。"

107. 血管收缩剂（vasopressor）——升高血压的药物。
"她需要使用血管收缩剂将血压升高至正常水平。"

108. 静脉（vein）——在血液输送到器官提供氧气后，将血液带回心脏的血管。
"所有的静脉注射都是通过静脉进行的，药物就是这样输注的。"

109. 暂停（wean）——停止。
"护士将暂停镇静药的使用，让患者醒来。"

110. X 线（X-ray）——获取患者身体内部图像的最常见影像学方法。
"与昨天的胸部 X 线片比较，今天的胸部 X 线片显示肺部感染情况正在改善。"

# 附 录 A

# 有助于整理患者详细信息或在查房期间使用的实用工具

　　使用核查表来帮助医护人员获取更多关于患者诊疗期间的信息。核查表可以用来跟踪过去的事件、现在的问题和未来的计划。每个提示可能并非全部需要，也可以添加其他重要问题。此外，请至少写出"今天我做了哪些自我护理"。

日期：＿＿＿＿＿＿＿＿＿＿＿　　　ICU 停留时间：＿＿＿＿＿＿＿＿＿＿＿＿＿

患者的治疗目标（请与医疗团队确认）：

**医疗团队成员包括哪些人？**

| 医疗团队成员 | 姓名 | 诊疗患者截止时间 |
| --- | --- | --- |
| 主治医师 | | |
| 住院医师/助理医师 | | |
| 白班护士 | | |
| 夜班护士 | | |
| | | |
| | | |

当前问题(询问 ICU 医疗团队并列表):

_____

针对每个问题的每日计划:

_____

随访内容及时间

    安排探视及视频通话的时间?

    实验室检查/操作/手术的频次及时间?

_____

每日目标:

    做每日唤醒试验了吗?

    做自主呼吸试验了吗?

    进行物理治疗/语言治疗了吗?

    预防重症监护后综合征了吗?

    功能锻炼/下床活动

_____

向 ICU 医疗团队提问:

_____

出院计划:

    联系社会工作者/家庭成员告知出院后的计划

    预计转出 ICU 日期:_____ 出院日期:_____

今天我做了哪些自我护理?

# 附 录 B

# 日志大纲

使用简单快速的方法开始写日志。为每个部分添加详细信息，即使只有一两个字。这会对现在和出院后大有帮助。

日期：＿＿＿＿＿＿＿＿＿＿＿ ICU 停留时间：＿＿＿＿＿＿＿＿＿＿＿

今天发生了什么事情：

＿＿＿＿＿＿＿＿＿＿＿＿＿＿＿＿＿＿＿＿＿＿＿＿＿＿＿＿＿＿＿＿＿

一天中最好的部分：

＿＿＿＿＿＿＿＿＿＿＿＿＿＿＿＿＿＿＿＿＿＿＿＿＿＿＿＿＿＿＿＿＿

一天中最困难的部分：

＿＿＿＿＿＿＿＿＿＿＿＿＿＿＿＿＿＿＿＿＿＿＿＿＿＿＿＿＿＿＿＿＿

问题：

＿＿＿＿＿＿＿＿＿＿＿＿＿＿＿＿＿＿＿＿＿＿＿＿＿＿＿＿＿＿＿＿＿

朋友和家人的近况：

＿＿＿＿＿＿＿＿＿＿＿＿＿＿＿＿＿＿＿＿＿＿＿＿＿＿＿＿＿＿＿＿＿

在医院外面担心的事情（人、植物、宠物、邮件）：

_____

医护人员的想法：

_____

照片（如果允许）：

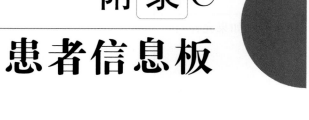

# 附 录 C
# 患者信息板

以这些问题为指导制作患者信息板，并向医护人员询问是否有适合放置它的地方。

姓名：

如何称呼我：

职业：

我最喜欢
- 活动：
- 电影：
- 音乐：
- 书籍：
- 食物：
- 地点：

我使用（眼镜、助听器、义齿、其他辅助工具）：

对我来说重要的事情：

让我感到自豪的事情：

让我感到高兴的事情：

_____

安慰我的方法：

_____

让我感到压力的事情：

_____

其他我想让你知道的事情：

_____

照片：

# 附录D
# 决定治疗方案时需要提出的问题

这些问题可以作为做医疗决策时的指导。特别是在情况不明时，作用非常大。最好与医疗团队以及家庭中的重要决策者讨论。加粗的问题更为重要。

---

• 发生了什么问题？出现在身体的哪个部位？

---

• 已经采取了哪些措施来解决这个问题？

---

• 是否需要更多的检查（实验室检查、影像学检查等）？

---

• **为什么需要医疗帮助？**

---

• 有哪些符合患者治疗目标的治疗方式可供选择？（手术 vs. 药物 vs. 观察 vs. 联合治疗）

---

• 针对每个选项：
  • 类似的患者中，最有可能的结果是什么？

- 最佳结果是什么？这种情况有多普遍？

- 最坏结果是什么？这种情况有多普遍？

- 从短期和长期来看，患者的康复情况如何？家属需要做好哪些准备？

- 在治疗期间和之后，并发症的发生率有多高？

---

- 患者及家属下一步需要考虑哪些问题？

---

- 什么时候需要做出决定？